金陵全書

丁編·文獻類

真誥

（南朝梁）陶弘景 撰

南京出版傳媒集團
南京出版社

圖書在版編目（CIP）數據

真誥 /（南朝梁）陶弘景撰. -- 南京：南京出版社，2021.4

（金陵全書）

ISBN 978-7-5533-3202-4

Ⅰ. ①真… Ⅱ. ①陶… Ⅲ. ①道教－養生（中醫）Ⅳ. ①R212

中國版本圖書館CIP數據核字（2021）第033558號

書　　名　【金陵全書】（丁編・文獻類）
　　　　　真誥

作　　者　（南朝梁）陶弘景

出版發行　南京出版傳媒集團
　　　　　南　京　出　版　社

社址：南京市太平門街53號　　郵編：210016

網址：http://www.njcbs.cn　　電子信箱：njcbs1988@163.com

聯系電話：025-83283893、83283864（營銷）　025-83112257（編務）

出 版 人　項曉寧

出 品 人　盧海鳴

責任編輯　程　瑶

裝幀設計　楊曉崗

責任印製　楊福彬

製　　版　南京新華豐製版有限公司

印　　刷　南京凱德印刷有限公司

開　　本　889毫米×1194毫米　1/16

印　　張　33.75

版　　次　2021年4月第1版

印　　次　2021年4月第1次印刷

書　　號　ISBN　978-7-5533-3202-4

定　　價　800.00元

用微信或京東APP掃碼購書

用淘寶APP掃碼購書

總序

南京，古稱金陵，中國著名的四大古都之一，是國務院首批公佈的國家歷史文化名城。

南京有着六十萬年的人類活動史，近二千五百年的建城史，約四百五十年的建都史，享有『六朝古都』『十朝都會』的美譽。南京歷史的興衰起伏在某種程度上可以説是中國歷史的一個縮影。在中華民族光輝燦爛的歷史長河中，古聖先賢在南京創造了舉世矚目、富有特色的六朝文化、南唐文化、明文化和民國文化，爲中華民族文化的傳承和發展做出了不朽貢獻。然而，由於時代的遞遷、戰争的破壞以及自然的損毁等原因，歷史上南京的輝煌成就以物質文化形態留存下來的相對較少，見諸文獻典籍的則相對較多。南京文獻内涵廣博，卷帙浩繁，版本複雜。截至一九四九年中華人民共和國成立，南京文獻留存下來的有近萬種，在全國歷史文化名城中名列前茅。以六朝《世説新語》《文心雕龍》《昭明文選》，唐朝《建康實録》，宋朝《景定建康志》《六朝事迹編類》，元朝《至正金陵新志》，明朝《洪武京城圖志》《金陵古今圖考》《客座贅語》，清朝《康熙江寧府志》《白下瑣言》，民國《首都計劃》《首都志》《金陵古蹟圖考》等爲代表的南京地方文獻，不僅是南京文化的集中體現，也是中華民族優秀傳統文化的重要組成部分。這些南京文獻，積澱貯存了歷代南京人民的經驗和智慧，翔實地反映了南京地區的社會變遷，是研究南京乃至全國政治、經濟、軍事、文化、外交和民風民俗的重要資料。

歷史上的南京文化輝煌燦爛，各類圖書典籍琳琅滿目。迄今爲止，南京文獻曾經有過三次不同程度的整理。

第一次是距今六百多年前的明朝永樂年間，明朝中央政府在南京組織整理出版了《永樂大典》。《永樂大典》正文二萬二千八百七十七卷，凡例和目録六十卷，分裝成一萬一千零九十五册，總字數約三億七千萬字。書中保存了中國上自先秦、下迄明初的各種典籍資料達七八千種，是中國古代最大的類書。

第二次是民國年間，南京通志館編印了一套《南京文獻》。《南京文獻》每月一期，從一九四七年元月至一九四九年二月共刊行了二十六期，收入南京地方文獻六十七種，包括元明清到民國各個時期的著作，其中收録的部分民國文獻今天已經成爲絶版。

第三次是二〇〇六年以來，南京出版社選取部分南京珍貴文獻，整理出版了一套《南京稀見文獻叢刊》點校本，到二〇二〇年，已經出版了六十九册一百零五種，時代上起六朝，下迄民國，在學術普及方面做出了一定的貢獻。

中華人民共和國成立以來，尤其是改革開放以來，南京的政治、經濟、文化建設飛速發展，但南京文獻的全面系統整理出版工作一直没有得到應有的重視，這與南京這座國家歷史文化名城的地位頗不相稱。據調查，目前有關南京的各類文獻主要保存在南京圖書館、南京市檔案館，以及全國各地的高等院校、科研院所、圖書館、檔案館、博物館，少數流散於民間和國外。一方面，廣大讀者要查閲這些收藏在全國各地的南京文獻殊爲不便；另一方面，許多珍貴的南京文獻隨着歲月的流逝而瀕臨損毁和失傳。南京文獻的存史、資治、教化、育人功能没有得到應有的發揮。

盛世修史（志）。在中華民族和平崛起和大力弘揚民族傳統文化、全力發展民族文化事業的大背景下，在建設『文化南京』的發展思路下，中共南京市委、南京市人民政府於二〇〇九年十二月做出决定，將南京有史以來的地方文獻進行全面系統的匯集、整理和影印出版，輯爲《金陵全書》（以下簡稱《全書》），以更好地搶救和保護鄉邦文獻，傳承民族文化，推動學術研究，促進南京文化建設；同時，也更爲有効地增加南京文獻存世途徑，提昇南京文獻地位，凸顯南京文獻價值。

爲編纂出能够代表當代最高學術水平和科技成就，又經得起時間檢驗的《全書》，我們將編纂工作分成三個階段進行。第一個階段爲調研階段，主要對南京現存文獻的種類、數量、保存現狀以及收藏地點等進行深入細緻的調研，召集專家學者多次進行學術論證和可操作性論證，撰寫出可行性調查報告，爲科學決策提供依據，此項工作主要由中共南京市委宣傳部和南京出版社組織完成。第二個階段爲啓動階段，以二〇〇九年十二月二十四日召開的『《金陵全書》編纂啓動工作會』爲標志，市委主要領導親自到會動員講話，市委宣傳部對《全書》的編纂出版工作作了明確部署。在廣泛徵求專家學者意見的基礎上，確定了《全書》的總體框架設計，確定了將《全書》列爲市委宣傳部每年要實施的重大文化工程，確定了主要參編責任單位和責任人，並分解了任務。第三個階段爲編纂出版階段，主要在全國範圍内進行資料的徵集、遴選和圖書的版式設計、複製、排版及印製工作。

爲了確保《全書》編纂出版工作的順利進行，中共南京市委、南京市人民政府成立了專門的編纂出版組織機構。其中編輯工作領導小組，由中共南京市委、市政府領導以及相關成員單位主要負責人組成；《全書》的編纂出版工作由市委宣傳部總牽頭；學術指導委員會，由蔣贊初、茅家琦、梁白泉等一批全國著名的專家學者組成，負責《全書》的學術審核和把關。

《全書》分爲方志、史料、檔案和文獻四大類。自二〇一〇年起，計劃每年出版四十册左右。鑒於《全書》的整理出版工作難度較大，周期較長，在具體操作中，我們採取了分工協作的方式。市委宣傳部和南京出版社負責《全書》的總體策劃，其中方志部分，主要由南京市地方志編纂委員會辦公室和南京出版傳媒集團·南京出版社共同承擔；史料和文獻部分，主要由南京圖書館承擔；檔案部分，主要由南京市檔案局（館）承擔。《全書》的編輯出版，得到了江蘇省文化廳、江蘇省新聞出版局、江蘇省檔案局（館）、南京大學、南京圖書館、南京市文廣新局、南京市社科聯（社科院）、南京市文聯、金陵圖書館以及各區委宣傳部和地方志辦公室等單位及社會各界的熱情鼓勵和大力支持，尤其是得到了中國國家圖書館和全國各地（包括港臺地區）高等院校、科研院所、圖書館、檔案館、博物館等藏書單位的鼎力相助，在此表示深深的謝意！

我們相信，在中共南京市委、南京市人民政府的長期不懈支持下，在各部門、各單位的積極配合和衆多專家學者的共同努力下，這項功在當代、利在千秋的傳世工程一定能够圓滿完成。

《金陵全書》編輯出版委員會

凡例

一、《金陵全書》（以下簡稱《全書》）收録的南京文獻，分爲方志、史料、檔案和文獻四大類。

二、《全書》按上述四大類分爲甲、乙、丙、丁四編，以不同的封面顏色加以區分；每編酌分細類，原則上以成書時代爲序分爲若幹册，依次編列序號。

三、《全書》收録南京文獻的地域範圍，包括了清代江寧府所轄上元、江寧、句容、溧水、高淳、江浦、六合。

四、《全書》收録的南京文獻，其成書年代的下限爲一九四九年。

五、《全書》收録方志、史料和文獻，盡量選用善本爲底本。《全書》收録的檔案以學術價值和實用價值較高爲原則，一般選用延續時間較長、相對比較完整的檔案全宗。

六、《全書》收録的南京文獻底本如有殘缺、漫漶不清等情况，必要時予以配補、抽换或修描，以保證全書完整清晰；稿本、鈔本、批校本的修改、批注文字等均保留原貌。

七、《全書》收録的南京文獻，每種均撰寫提要，置於該文獻前，以便讀者了解其作者生平、主要内容、學術文化價值、編纂過程、版本源流、底本採用等情況。

八、《全書》所收文獻篇幅較大時，分爲序號相連的若幹册；篇幅較小的文獻，則將數種合編爲一册。

九、《全書》統一版式設計，大部分文獻原大影印；對於少數原版面過大或過小的文獻，適當進行縮小或放大處理，並加以説明。

十、《全書》各册除保留文獻原有頁碼外，均新編頁碼，每册頁碼自爲起訖。

提　要

《真誥》十卷，南朝梁陶弘景撰。

陶弘景（四五六—五三六），字通明，自號華陽隱居、華陽真人，謚貞白，丹陽秣陵（今江蘇南京）人，一生歷宋、齊、梁三朝，於齊武帝永明十年（四九二）辭官，隱居句曲山（今江蘇茅山），建華陽館，開創道教上清派茅山宗，是南北朝時期道教史上的重要人物。與梁武帝蕭衍私交頗深，有『山中宰相』之譽。陶弘景於學無所不窺，天文曆算、地理方物、金丹冶煉、醫藥養生、卜筮占候、兵學、鑄劍俱通。論者謂『淮南鴻寶之訣，隴西地動之儀，太乙遁甲之書，九章曆象之術，幼女銀鉤之敏，允南風角之妙，太倉素問之方，中散琴操之法，咸悉搜求，莫不精詣』。著述極豐，有《冥通記》《養性延命録》《古今刀劍録》《鬼谷子注》《真誥》《登真隱訣》《本草經集注》《太清草木集要》《陶氏效驗方》《補闕肘後百一方》《太清諸丹集要》《合丹藥諸法節度》《集金丹黄百方》《名醫別録》《真靈位業圖》《華陽陶隱居集》等。事具《梁書·處士傳》《南史·隱逸傳》陶弘景本傳，陶弘景《冥通記》、陶翊《華陽隱居先生本起録》亦載其事跡。

《真誥敘録》云：『《真誥》者，真人口授之誥也，猶如佛經皆言佛説。而顧玄平謂爲《真跡》，當言真人之手書跡也，亦可言真人之所行事跡也。』《華陽陶隱居先生本起録》曰：『先生以甲子、乙丑、丙寅三年之中，就與世館主東陽孫游岳諮稟道家符圖經法。雖相承皆是真本，而經歷摹寫，意所未愜者，於是更博訪遠近以正之。』『戊辰年始往茅山，便得楊、許手書真跡，欣然感激。至庚午年又啓假東行浙越，處處尋求靈異。』『顧居士已撰，多有漏謬，更詮次敘注之爾。』由以上記載可見，《真誥》的來源是楊、許手書，即當時修道者所認爲的被楊、許所記録的仙真誥語。陶弘景之前，道士顧歡（字景怡，一字玄平）曾對楊、許手書真跡進行過整理，當時名爲《真跡》（即《無上秘要》所引《真跡經》）。陶氏在顧歡《真跡》基礎之上重新詮次，加以注解，並易名爲《真誥》。

《真誥》内容蕪雜，大致可分爲三部分，第一部分是『仙真降誥』，第二部分是『在世記述』，第三部分是『敘録』，詳細記敘了東晋以來上清經的出世和傳播的經過，以及上清派的各種修煉養生秘訣。其旁徵博引，早期上清派《大洞真經》《黄庭内景經》《大智慧經》《太上四明玉經》《太素丹景經》《清靈真人説寶神經》等大批經文均載録其中，乃早期上清派各類資料之綜集。《真誥》可視作對上清派發展過程的原始記録，在道教史上有着不同尋常的意義，陳國符先生《道藏源流考》就稱『此書實爲治晋南朝道教史之要籍』，是研究道教上清派思想的重要文獻。

作爲早期南方神仙道教上清派經典，其『仙真降誥』的獨特體式、靈動的想象、神秘的意境，體現出較高的文學性，對後世詩歌、小説創作影響深遠。語言質樸，用詞獨特，敘述平實，是研究中古漢語的重要材料。且多涉茅山及江浙一帶的風土人情，亦爲東晋南北朝時期重要的社會文化史料之一。

《真誥》共七篇，最初分爲七卷，每篇爲一卷。北周時編纂的道教類書《無上秘要》對《真誥》多有摘引，文字與明《道藏》本《真誥》基本相同，然異文也頗多。初唐時期，《真誥》已由原先的七卷析爲十卷。唐賈嵩《華陽陶隱居内傳》記録隱居『在世所著書』中載《真誥》十卷。宋代各官修史書和私家藏書目録著作對《真誥》均有記載，《舊唐書·經籍志》《新唐書·藝文志》《宋史·藝文志》《崇文總目》《郡齋讀書志》《直齋書録解題》《中興館閣書目》俱作十卷。在明之前，《真誥》都是以十卷本出現。而在明正統《道藏》中，首次被析爲二十卷。原本《真誥》爲七卷，後人析第一、二、四卷各爲上下兩卷，如此則成十卷；而在此基礎上再各分一爲二，即爲二十卷。值得注意的是，《真誥》中原來的大字注和雙行小字夾注一般都可視爲陶弘景注，而《真誥敘録》每篇題下小注則是明代《道藏》編修者所加，並非陶弘景之語。

《真誥》版本流傳極爲複雜，趙益、馮利華對此問題有精深的研究，下面主要根據二位先生的研究略談其版本演變。

宋代曾刊刻過《真誥》，今宋刻本已失傳，遺存於世的僅寫本一卷，乃葛長庚所寫，題名《華陽隱居真誥》，藏於上海圖書館。元末明初陶宗儀編《説郛》，卷七三收録《真誥》中的部分篇目内容，文句删節，並非照本抄録。

明代時《真誥》版本衆多，大致可分爲十卷本和二十卷本兩大系統。十卷本一系，現存均非足本。一部是明嘉靖二年（一五二三）韋興刻本，藏於南京圖書館，《中國古籍善本書目·子部下·道家類》有載。韋興，明嘉靖間梧州人，號存誠子。韋興刻本卷帙不全，卷七缺失，卷八位置刻印的則是《薩真人戒行實録》，從缺失位置裝訂他書内容來看，此本或爲坊刻本。卷十後附《五真人告》《宣和六年八月三日茅山乞封五真人誥劄子》。此本蓋目前唯一留存的《真誥》十卷本，對《真誥》版本研究具有重要價值。另一個十卷本，《中國古籍善本書目》未載，駱兆平編著《新編天一閣書目》云：『《真誥》十卷，存三卷。梁陶弘景撰。明嘉靖元年王瓚刻本，三册。存卷一、卷三、卷五。』兩個十卷本不僅刊刻時間相近，而且很可能與《道藏》本一樣，是依據流傳下來的南宋祖本。另外二十卷本一系，一支是《道藏》本，其底本有可能是據原茅山舊刻本。另外一支則是明萬曆年間刻本，共有兩種，爲俞安期依《道藏》本於萬曆二十八年（一六〇〇）和萬曆三十二年先後兩次刊刻。

明代以後的其他版本，均出於正統《道藏》本系統，如《四庫全書》本、《學津討原》本、《道藏輯要》本、《道藏精華録》本等。

《金陵全書》收録的《真誥》以南京圖書館藏明嘉靖二年韋興刻本爲底本原大影印出版。

劉祖國

真誥序

凡聖哲有所創則必有述之者矣孔子集羣聖之大成而道在焉顔曾思孟擅其宗濂洛關閩闡其奥吾無間然矣自餘諸子非不志於道也克底其成者幾

何人哉廣成軒轅之道與日月
參光與天地並常而以長生久
視爲至赤松偓佺子喬之流號
爲優入其域者老子五千餘言
精微具焉魏伯陽又爲參同契
以廣之自是以還葛稚川孝先

陶隱居並以其術嗚然皆不能
以不終而底于成也隱居少得
稚川神仙傳晝夜研尋輙有養
生之志齊高引為諸王侍讀久
之晲朝服掛神武門而去去隱
華陽洞天遂徧歷名山訪覓仙

藥及梁武即位書問不絶冠蓋
相望隱居既悟神符祕訣及辟
穀導引之法以爲神丹可成厥
後所合飛丹色如霜雪服之體
輕服亦有時而方焉卒時年八
十五所著書數百卷不列真誥

今真誥八卷豈傳新謂撰而未
訖者歟抑其弟子所紀録者歟
自古有道無仙而廣成軒轅之
說荒幻寘怪莫可究詰由老氏
迄於今猶有學其學焉而求之
距者又二千餘載于玆矣道其

所道非孔子之所謂道也孔子
之所謂道者率吾性而已性可
以學而盡而不克盡則功之未
至耳仙不可強而能而其能者
誰則覲之隱居勤一生以爲仙
而亦捐世長逝固未始乘羽車

駕鸞鑣以飛騰于霄漢之上而
今世之士乃有不煉精氣不務
吐納其年齡自踰于百者亦獨
何哉唯其遇見信之主逢時來
之運而超然獨往取逸丘樊視
軒冕其如逸鞾禮聘而不顧猶

為高世之特也真誥一書貞詭
並載瑕瑜參陳有如持鑑燭物
者亦有如繫風捕影者豈其幽
說牘旨聊復爾爾不昭示聲發
以泄其藏邪内侍省蒼梧存誠
子韋公興性好清淨得内養延

齡之妙嘗刻金丹大要諸書以
行于世頃獲此誥于彭澤陶仲
文氏復出貲梓之以度諸茅山
隱居所嘗居之丹室是其意必
有默契焉者韋公之言曰昔隱
居讀神仙傳以爲仰青天覩白

日不覺爲遠矣吾於此亦云嗚呼是何獨脩真之士所樂觀哉學士大夫有欲資博洽之識冲遠之度者亦所不廢也

嘉靖元年歲次壬午夏四月朔旦

賜進士及第通議大夫南京禮
部左侍郎前兩京國子祭酒同
修國史
經筵講官永嘉王瓚序

真誥目録

華陽隱居陶　弘景

真誥運題象第一篇上卷之第一
真誥運題象第一篇下卷之第二
真誥甄命授第二篇上卷之第三
真誥甄命授第二篇下卷之第四
真誥協昌期第三篇卷之第五
真誥稽神樞第四篇上卷之第六
真誥稽神樞第四篇下卷之第七

真誥握真輔第六篇卷之第九
真誥翼真檢第七篇卷之第十

真誥目錄全

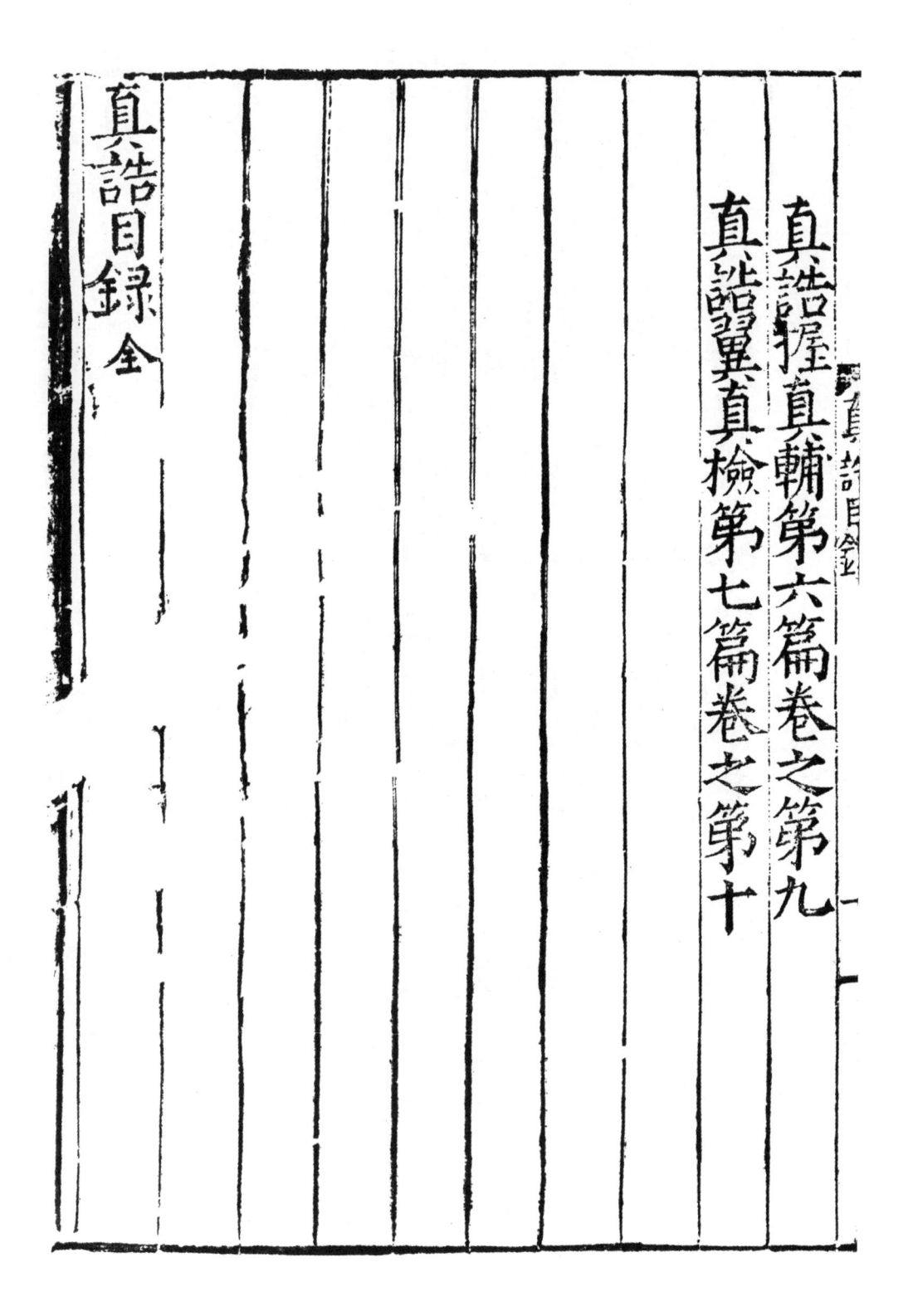

真誥運題象第一篇上卷之第一

華陽隱居陶　弘景　造

運題象上

愕綠華詩

神岳排霄起飛峯鬱千尋寥籠靈谷虛瓊林蔚蕭森□（此一字被黑濃點染不復可識正中抽一脚出下似是羊字其人名權）生標美秀弱冠流清音棲情莊慧津超形象魏林揚彩朱門中內有邁俗心我與夫子族源冑同淵池宏宗分上業於今各異枝蘭金因好著三益方覺彌靜尋欣斯會雅綜彌齡祀誰云幽鑒難得之方寸裹翹想籠樊外俱為

真誥卷一　一

山巖士無令騰虛翰中隨飆風起遷化雖由人蕃
羊未易擬所期豈朝華歲暮於吾子愕緑華者自
云是南山人不知是何山也女子年可二十上下
青衣顏色絶整以升平三年十一月十日夜降ム
ム翦缺此兩字即應是羊權字自此往來一月之中輙六過來耳云本
姓ム又翦除此一字應是羊字贈此此一字本是權字後人黯作此字詩一篇幷致火澣布
手巾一枚金玉條脱各一枚條脱乃大而異精好
神女語見此本是草作爟字後人黯作見字而乙上之君慎勿泄我泄我則彼此
獲罪訪問此人云是九嶷山中得道女羅郁也宿
命時曾為師毋毒殺乳婦玄州以先罪未滅故令

譴降於臭濁以償其過與權此權下草作故似前體而不被點耳尸解藥令

在湘東山本懸此中一行此女已九百歲矣疑此似應是降羊權權字道輿忱之少子後為晉簡文黃門郎即羊欣祖故欣亦修道服食也此乃為楊君所書者當以其同姓亦可楊權相問因答其事而疏說之耳按升平三年是己未歲在乙丑前六年衆真並未降事

右三條楊君草書於紙上

南岳夫人與弟子言書識如左弟子即楊君自稱也此衆真似是集洞宮時所以司命最在端當為主人故也夫人向楊說次第位號如此非降楊時也

東岳上真卿司命君

東宮九微真人金闕上相青童大君

蓬萊右仙公賈寶安鄭人自此後皆是稱諸真人之字非其人名也氏族亦見世道書傳中也

清虛小有天王王子登按青童大君尚尊乃可不敢稱諱字此清虛是南岳之師尚稱字猶不避茅司命字亦為雖諱也

桐栢真人右弼王領五岳司侍帝晨王子喬
青蓋真人侍帝晨郭世幹衛人
戎山真人太極右仙公范伯華幽人
少室真人北臺郎劉千壽沛人
嶓冢真人左禁郎王道寧常山人
大梁真人魏顯仁長樂人
岷山真人陰友宗
陸渾真人太極監西郭幼度
九疑山侯張上貴楚人
岱宗神侯領羅酆右禁司鮑元節東海人

華山仙伯秦叔隱馮翊人
葛衍真人周季通
陽翁真人領西歸傳淳于太玄西域人
潛山真伯趙祖陽涿郡人
勾曲真人定録右禁郎茅季偉
鬱絶真人裴玄人
白水仙都朱交甫
三官保命司茅思和
太和真人山世遠

右二十三真人坐西起南向東行此於禮乃是南向

太和靈嬪上真左夫人西方爲上而後女真東向則應起南今夜並著當是以側近高真故也

北海六微玄清夫人

北漢七靈右夫人

太極中華右夫人

紫微左宮王夫人

滄浪雲林右英夫人按右英是紫微弟八今夜在後當由位業有升降耳

上真司命南岳夫人此即魏夫人也自總故不稱姓

八靈道母西岳蔣夫人按有數號者並以多爲高西王母備九靈則八靈在七靈上而今夜後發者亦所未詳又復不應

於中岳蔣夫人與八者不同

上真東宫衛夫人
方丈臺昭靈李夫人
紫清上宫九華安妃
朱陵北絶臺上嬪管妃
北岳上真山夫人
西漢夫人
長陵杜夫人
右十五女真東向坐北起南行說此事時雖不記月日不知在何年既是衆真名位故出以居前按衆真位號前云以為髙者猶今世之徽號也
六月二十一日夜定録問云許長史欲云何尋道

登答懃脩真誠之意定録又言昔有趙叔臺王世
卿亦言篤學而竟不如人意遂為北明公府所引
此是乙丑年六月也自此前唯有六月十五日定録授是答長史書論茅山東事此前又已一授不記何月日並在第四卷中自餘无有先此者北明公府酆都宮中官僚也 昔扉
廓天津採華赤丘是時聲韻靈俠蒙塵華喬此郎應是說初隱華
僑事字少僑人 發煥秀山高說延霄自謂玄響所振無往不
豁既濯以靈波實望與物縈菴既未能暢業騈羅
遊岫遂逸然後知悟言之際應玄至少於是佛章鼎
駕而旋偃靜鶯臺夫玄刃無親流鑒遁真若以雲
壁一往想齊獨邁俯自啓灑動應潛逸始乃吾等
並有欣慨耳往見況意相知篤味書云伏覽聖記

事跡淵妙金策素著青録玄定遂睽塵俗逍遥紫
陽何蕭蕭之清遠眇眇之真貴哉若能者矣請借
來喻又云得道之階錯厲精神靖躬信宿洗誠求
矜如斯而言道已邇也然畜夜之間宜篤經營乃
後得手結天維足浮靈綱心遊太空目擊洞房不
待久日也若五情徭波三魂越忿於是三真舞劒
黄闕揵關耳可不力之可不力之
六月二十二日夜鷄鳴喻書此紫陽旨也
右二條有長史寫
清靈真人說寶神經云云抄此作行事出在第三卷中不復載

紫微夫人喻書如左云云（事亦在第三卷）

興寧三年歲在乙丑六月二十三日夜喻書此其夕先共道諸人多有耳目不聰明者欲啓乞此法即夜有降者即乃見喻也（此楊君自記也長史年出六十耳目欲衰故有此請楊不欲指斥記云諸人）

又告云道士有耳重者云云（事亦在第三卷）

右一條清靈真人言

真人告云櫛頭理髮欲得過多（事亦在第三卷）

右一條紫微夫人言

其夜初降者適入戶未坐自言今夕波聲如雷弟子請問其故荅云向見東海中大波耳（弟子者楊）

右南岳夫人言

又嘗云汝憎血否答曰實憎之云血在路上若汝憎之當那得行又答曰當避之耳又云避之佳故不如目不見乃佳

右南岳夫人言

自此後諸真共語耳

又云寶神經是裴清靈錦囊中書侍者常所帶者也裴昔從紫微夫人授此書也吾亦有俱如此寫西宮中定本

問西宮所在答云是玄圃北壇西瑤之上臺也天

真跡文盡藏於此中

右南岳夫人言

裴真人又言此書與隱書同輩事要而即可得用也一名七玄隱書右二十三日授說此

南岳夫人見告云紫微左夫人王諱清娥字愈意阿母弟二十女也鎮羽野玄壟山主教當得成其人者

右一條先此一夕所授此一條即是二十二日夜與鑿陽所喻同夕當復大應有云雖爾下亦是此夕錫後又追憶此一事更疏在二十三日條中故云先此一夕也

右從清靈來凡十二條有長史寫

六月二十四日夜紫微王夫人來降因下地請問眞靈既身降於塵濁之人而手跡猶未嘗自有所書故當是卑高迹邈未可見乎敢諮於此願誨蒙昧夫人因令復坐即見授令書此以荅曰此楊君自述事也例多如此

夫汎景虛玄無塗可尋言發空中無物可蹤浪乘忽化遁不滯者也此二行皆浮沈冥淪儵遷灼寂是故放蕩無津遂任皷風施存乎虛舟而行耳故實中之空空中之有有中之無象矣至於書迹之示則揮形紙札文理昺注麤好外著玄翰挺煥而範質用顯默藻斯坦形傳塵濁苟騫露有骸之

物而得與世進退上玷逸真之詠下虧有隔之禁
亦我等所不行靈法所不許也今請陳爲書之本
始也造文之既肇矣乃是五色初萌文章畫定之
時秀人民之交别陰陽之分則有三元八會羣方
飛天之書又有八龍雲篆明光之章也其後逮三
皇之世演八會之文爲龍鳳之章拘省雲篆之迹
以爲順形梵書分破二道壞真從易配别本支乃
爲六十四種之書也遂播之于三十六天十方上
下也各各取其篇類異而用之音典雖均蔚跡隔
異矣校而論之八會之書是書之至真建文章之

祖也雲篆明光是其根宗所起有書而始也今三元八會之書皇上太極高真清仙之所用也雲篆明光之章今所見神靈符書之字是也爾乃見華季之世生造亂真共作巧末趣徑下書皆流尸濁文淫僻之字舍本效假是囂穢死迹耳夫真仙之人昌爲棄本領之文迹手畫淫亂之下字耶夫得爲真人者事事皆盡得真也奚獨於凡末之麤術淫浮之弊作而當守之而不改玩之而不遷乎夫人在世先有能書善爲事者得真仙之日外書之變亦忽然隨身而自反矣真事皆爾者不復廢今

已得之濁書方又受學於上文而後重知真書者
也鬼道亦然但書字有小乖違耳且以靈筆真手
初不敢下交於肉人雖時當有得道之人而身未
超世者亦故不敢下手陳書墨以顯示於字迹也
至乃符文神藻所求所佩者自復始來而作耳所
以爾者世人固不能了其端緒又使吾等不行隱
諱耳宜其中自相參解矣内外自相關矣又四極明
科高上禁重亦自不聽我等復爲世間常書也我
既下手子固不解亦將何趣兩爲煩濫耶此亦當
澗其可否殆不足嫌想少暢豁於胷懷盡不自書

之流〇矣

上真司命南岳夫人授令書如左

若夫仰擲雲輪總轡太空手維霄綱足陟王庭身升帝闕披寶歙青上論九玄之逸度下紀萬椿之大生遂竦景霄肅千霞煥明真言玄浪高談玉清激朱碧之流徽運日氣之零零爰乃吐烽却煙彈金奏瓊鸞音猜粲鳳唱嘉聲耳若但應景下旋迴靈麗螇黎尊弊字教拂朝市來成真才訓我弟子則王振落嚮琳鍾內抑周目五濁氣闇衍心室神勞臭腥填鼻歙氣遂閑蘭音於中華之元退寥金聲

之劳〻而微發耳夫神者言微於邇萬里必接奇韻雖觸鏡鑒無滯故真理之既分聞遐則道高邈璞不肆瑩而致有畢微之聽也今子乃有心覺之至將致嫌似之思外觀流俗之對內有遲疑之悟乎不運事宜亦已邁也望所營者道研味者妙耳道妙既得高下之音必坦然矣此非所謀吾子加之至慮散蕩斯念宜慎之耳

右三條有楊書

六月二十四日夜南岳夫人見授令書此先是二十二日夕有在別室共論講道紫微南岳二夫人

肸氣語音殊下不觧其趣今故授書此以荅所共講者之疑心也初來見授時色氣猶不平授畢可爾弟子唯覺色有不平都無他可道此一條亦是楊君自記論

南岳夫人其夕語弟子言我明日當詣王屋山清虛宮令汝知之所至也

其夕又言海東桐栢山西頭適崩二百許文

紫微王夫人云世人之思慮何得事事真審耶可不事有荅其心也南岳夫人言戲之耳欲建竪之也瑩實之也

興寧三年歲在乙丑六月二十五日夜此是安妃降事之端記録別為一卷故更

趣年成覺而已

紫微王夫人見降又與一神女俱來神女著雲錦

襹上丹下青文彩光鮮腰中有綠繡帶帶係十餘

小鈴鈴青色黃色更相參廁左帶玉珮珮亦如世

間珮但幾小耳衣服儵儵有光照朗室內如日中

映視雲母形也雲髮此應是鬒字鬒其黑髮之也鬒整頓絕倫作髻

乃在頂中又垂餘髮至腰許指著金環白珠約臂

視之年可十三四許左右又有兩侍女其一侍女

著朱衣帶青章囊手中又持一錦囊囊長尺一二

寸許以盛書書當有十許卷也以白玉檢檢囊口

見刻檢上字云玉清神虎內真紫元丹章其一侍女著青衣捧白箱以絳帶束絡之白箱似象牙箱形也二侍女年可堪十七八許整飾非常神女及侍者顏容瑩朗鮮徹如玉五香馥芬如燒香嬰氣者也（香嬰者嬰香也出外国）初來入戶在紫微夫人後行夫人既入戶之始仍見告曰今日有賓客來相詣論好也於是某即起立夫人曰可不須起但當共坐自相向作禮耳夫人坐南向某其夕先坐承床下西向神女因見就同床坐東向各以左手作禮作禮畢紫微夫人曰此是太虛上真元君金臺李夫人之

少女也太虛元君昔遣詣龜山學上清道道成受太上書署爲紫清上宫九華真妃者也於是賜姓安名鬱嬪字靈簫紫微夫人又問某世上曾見有此人不某荅曰靈尊高秀無以爲喻夫人因大咲於爾如何某不復答紫清真妃坐良久都不言妃手中先握三枚棗色如乾棗而形長大内無核亦不作棗味有似於梨味耳妃先以一枚見與次以二枚與紫微夫人自留一枚語令各食之食之畢小久許時真妃問某年幾是何月生某登荅言三十六庚寅歲九月生也真妃又曰君師南真夫人

司命秉權道高妙備實良德之宗也聞君德音甚久不面今日得叙因緣歡願於宜運之會依然有松蘿之纓矣其乃稱名答曰沈湎下俗塵染其質高卑雲邈無緣禀敬猥虧靈降欣踊罔極唯蒙啓訓以祛其闇濟某元元宿夜所願也真妃曰君今語不得有嫌飾讓飾之辭殊非事宜又良久真妃見告曰欲作一紙文相贈便因君以筆運我鄙意當可爾乎某答奉命即襞紙染筆登口見授作詩如左

詩曰

雲闕竪空上瓊臺聳鬱羅紫宮乗綠景靈觀藹嵯峩琅軒朱房内上德煥絳霞俯漱雲瓶津仰掇碧柰花濯足玉天池鼓柂牽牛河遂策景雲駕落龍轡玄阿振衣塵滓際褰裳步濁波願爲山澤結剛柔順以和相攜雙清内上真道不邪紫微會良謀唱納享福多其書訖取視之乃曰个以相贈以宣冊心勿云云也若意中有不相解者自有微訪耳紫微夫人曰我復因爾作一紙文以相曉者以示善事耳某又襞紙染筆夫人見授

詩云

二象內外泮玄氣果中分冥會不待駕所期貴得
真南岳鑄明金眇觀傾笈帉良德飛霞照遂感靈
霄人乘飆儔衾寢齊牢攜絳雲悟歎天人際數中
自有緣上道誠不邪塵滓非所聞同目咸恒象高
唱為爾因
書訖紫微夫人取視視畢曰以此贈爾今日於我
為因緣之主唱意之謀客矣紫微夫人又曰明日
南岳夫人當還我當與妃共迎之於雲陶間明日
不還者乃復數日事又良久紫微夫人曰我去矣
明日當復與真妃俱來詣爾也覺下牀而失所在

也真妃小留在後而言曰冥情未攄意氣未忘想自
君俱咏之耳明日當復來乃取某手而執之而自
下牀未出戶之間忽然不見

六月二十六日夕衆真來降如左

紫微王夫人

紫清上宮元華真妃

上清司命南岳夫人某師凡此前後云某者皆楊君自隱名也

紫陽真人

茅中君

清靈真人

茅小君

又有一人年甚少整頓非常建芙蓉冠著朱衣以白珠綴衣縫帶劒都未曾見此人來多論金庭山中事與衆真共言又有不可得解者揖敬紫微紫清南真三女真餘人共言平耳云是桐栢山真人王子喬也都不與某語又前後初有真人來見降者時皆自不即與某共語耳

各坐良久紫清真妃曰欲復煩明君之手筆書一事以散意忘言可乎某又襞紙待授真妃乃徐徐微言而授曰我是元君之少女太虛李夫人愛子

也升初學真於龜臺受玉章於高上荷虖錄於紫
皇秉瓊鉞於天帝受書為上真之妃以遊行玉清
也常數自手扉九羅足躡玄房霄形靈歷仰歎日
根入晏七闕出轡雲輪攝三辰而俱升散景霞以
飛軒也非不能採擇上室訪搜紫童求玉宮之良
儔偶高靈而為雙接玄引寄友于帝郎矣直是我
挂機任會應度立數俯景塵沫絫龍下邈招宜求
之雄追得匹之黨耳自因宿命相與乃有墨會定
名素契玉鄉齊理二慶攜鴈而行匏爵分味醮衾
結裳顧儔中饋內藏真方也推此而往巳定分宜

簡青書上元是故善鄙之心亦已齊矣對景之好
亦已域矣得顛而遊歡蕙昔旨豈不宜乎自然此
復是二象太宗內外之配職耳實非所以變無反
淡凝情虛刃靈刀七累遺任太素保真啓玉單景
八空之謂也秀寂髙清鬱輿流霄使鳳歌雲路龍
吟虎嘷天皇雙景遂升辰樓飛星擲光日月映軀
口吐宜烟眼激電光上寢瓊房流行玉清手掣景
雲足涉金庭若自此之時在得道之頃爲當固盡
内外理同金石情纏雙好齊心幬幙耳奚必抱衾
均牢有輕中之接壓穢七神悲魂任魄乎盖是妾

求氏族於明君耳非有邪也今可謂得志懷真情已如一方當相與結駟玉虛偶行北玄同掇絳實於玉圃併採丹華於閬園分飲於紫川之水齊濯於碧河之濱紫華毛帔日晃容冠逍遙上清俱朝三元八景出落鳳扉雲開仰漱金髓咏歌玉玄浮空寢晏高會太晨四鈞朗唱香母奏烟齊首偶觀攜帶交襟不亦樂乎不亦得志乎明君其順運隨會妄必無辭且亦自不得背實反宜苟任胸懷矣披舉復自取視而言曰今以此書相諳慮豁其滯疑耳言畢乃咲良久

紫微夫人曰真妃之辭盡矣論好之緣著矣爾亦
不得復有所容也玄運宜分使之然耳
南岳夫人見授書曰宜期數感玄運相適應分來
聘親構因緣此攜真之善事也蓋示有偶對之名
定内外之職而已不必苟循世中之弊穢而行淫
濁之下迹矣偶靈妃以接景聘貴真之少女於爾
親交亦大有進業之益得而無傷絶之慮耳千神
於是可使試觀不得復陳矣真旌必可尅往雲軿
必可俱駕也吾往曾因紫微夫人爲汝構及此意
今遂如願益使我欣欣慎復疑㣲於心胷矣我昨

見金臺李夫人於清虛中言爾尚有疑正之心色氣小有眼眼（謂應作恨恨字）汝遠此舉誤人不小真妃有神虎内真冊青玉文非爾所有者輩良才求焉故當不為隱耳今日相攜何但文章而已將必乘景玉霄乎若有未悟者宜微訪可否

真妃見夫人書言乃唉而言攜手雙臺悞歎良會景軿同机於此齊乎

清虛真人授書曰黃赤之道混氣之法是張陵受教施化為種子之一術耳非真人之事也吾數見行此而絶種未見種此而得生矣百萬之中莫不

蓋被考罰者矣千萬之中誤有一人得之得之遠至於不死耳張陵承此以教世人耳陵之變舉亦不行此矣爾慎言濁生之下道壞真霄之正氣也思懷淫慾存心色觀而以兼行上道者適足明三官考罰耳所謂抱玉赴火以金棺葬狗也色觀謂之黃赤上道謂之隱書人之鄙陋乃至於此

紫微夫人授書曰夫黃書赤界雖長生之秘要實得生之下術也非上宮天真流軿晏景之夫所得言也此道在長養分生而已非上道也有懷於淫氣兼以行乎隱書者適足握水官之筆鳴三官之

鼓耳玄挺亦不可得恃觧謝亦不可得頼也要而言之貞則靈降専則神使矣

夫真人之偶景者所貴存乎匹偶相愛在於二景雖名之為夫婦不行夫婦之迹也是用虛名以示視聽耳苟有黄赤存於胷中真人亦不可得見靈人亦不可得接徒劬劳於執事亦有劳於三官矣鷄鳴時南岳夫人授書曰鷄既鳴矣論好之縁篤也

紫陽真人授書曰太虛遠逸高早同接體賢之義著之於宜運耳慎心係於黄赤之疑也

方中君授書曰玄標觸景俯和塵謠玉振衍忌房
風逸邁可不勗之也
言畢諸真人去真妃少留在後曰又煩明君為一
辭也而授書曰
忘懷蘭素暉心齊契方當數親虔清宇德與流景
合宜歡會理髮領秀伏度明君高尚靈映繼滯忘
鄙耳言畢持手而下牀未至戶之間忽失所在
六月二十六日夜降八真人
紫微左夫人一
紫清上宮九華真妃二

上真司命南岳夫人三
紫陽真人四
清靈真人五
茅中君六
茅小君七
又有一人甚少整頓建芙蓉冠朱衣帶劍未曾見也意疑是桐栢山真人王子喬多論金庭山中事旨多有不可解者恭敬紫微上真九華妃也
皆禮揖稱下官此條重出而小異者前所書是楊君自記九華降事隱之不出從此後是更疏記長史事以示長史故此一片有兩本也
上真云昨與叔申詣清虛宫校爲仙真得失之事

見近頓除落四十七人，都復上三人耳。弁復在爾輩之名簡，如今佳耳。許某乃得在伯札中（許某即長史名也，楊君諱而[illegible]不識名耳）。

吾初不悟其如此，益好也。其洗心勲懃，邁宗注理，盡心用意，竭如履冰火，若久如此者，真人亦不得逃矣。仙道亦不得隱矣。但當杜絶其滛色之念，吾等亦即可得見，可疏示之。此南岳夫人言（此即是前二十四日所道明日當詣王屋山事也）。

中君曰：伯舉在於下官耳。大老子將復可念江東，未見有如此而勲懃道者。然勿恃伯而忘道也。

虛妄者德之病華衒者身之災滞者失之首恥者體之篇遣此四難然後始可以問道耳於是靈軫鳴轅日有彷彿也有淫欲之心勿以行上真之道也昨見清虛宮正落除此輩人名而方又被考罰以度付三官推之可不慎乎

右南岳夫人言

許長史慎臨尸罪喪年内耳示許仙侯如此小君言匕畢大咲忝心既忘得亦不同鄙恥不除生籍不書許長史雖已蹔除當復曾除而復除之此清灵言

東卿司命甚知許長史之慈肅小有天王昨問此

人今何在脩何道東卿荅曰是我鄉里士也[illegible]句容[illegible]山間境耳非言本咸陽人也

内明真正外混世業乃良才也今修上真道也此語乃稱人意略有伯形也此南岳夫人誥

右從六月二十四日来凡十四條並育楊書

蕭邈真才内鏡外和曾參出田冊心同舟素絲三遷来庇方頭此四句是離合作思玄字即長史之字也

録名太極金書東州蹇裳七度躭疑洞樓内累既消魂魄亦柔守之不倦積之勿休五難既遣封伺作侯七度飛形事也洞樓洞房事也

右紫微王夫人所喻令示許長史

右一條有長史寫

紫微夫人喻曰披華蓋之側云云此事出在第三卷中

六月二十七日夜喻書此

右一條有楊書

積精所感萬物盡應妙誠未匝則形華不盡形華不盡則洞房之中難即分明也吾昔受此法常向西北存之耳西北存如小為易見可明示如此地之奭內照之玄門也

六月二十七日紫陽所喻此二十七日亦應

右一條有長史寫

二君各有六僮裴君從者持青毛之節一僮帶繡囊周君從者持黄毛之節無囊

右二條是甲手書

六月二十九日九華真妃授書曰

景應雙粲雲會玄落龍秀五空採瓊閬臺長歌靈愌煥啓玉扉眇矣遺事與世長辭霞軫絳波電赴紫栖共擕清響之外同遊雲岫廣崖豈不善乎豈不樂哉日者霞之實霞者日之精君唯聞服日實之法未見知餐霞之精也夫餐霞之經甚祕致霞

之道甚易此謂体生玉光霞映上清之法也
眼者身之鏡耳者體之牖視多則鏡昏聽衆則牖
閉妾有磨鏡之石決牖之術即能洞徹萬靈眇察
絶響可乎面者神之庭髮者腦之華心悲則面燋
腦減則髮素所以精元内喪丹津損竭也妾有童
面之經還白之法可乎精者体之神明者身之寶
勞多則精散營竟則明消所以老隨氣落耄已及
之妾有益精之道延明之經可乎此四道乃上清
内書立驗之真草也方欲獻示以補助君之明[illegible]
[illegible]

授畢取以見與其口答唯唯乞請之也

六月二十九日夜桐栢真人同来降復諭授令某書曰

夫八朗四極靈峯遼遐奇言吐頴瓊音粲振晨飛陵清玄氣赴霄體邁玉虛心遺艱鋒沉滯於眇羅之外凝和于寂波之表若此人者必能旋騰玄漢周洒真庭矣三元可得而見絳名可得而立耳如其心併慾浪目擊色祑動與罔罟共啓靜與爭競之分者此乃適仙路邈求生日闊也子其慎之某書畢取視乃以見與（此前是桐栢辭也既同一夕安妃授竟桐栢次受故云復授耳卒看如似猶是安妃故顯注之）

六月三十日夜九華真妃與紫微王夫人南岳夫人同降真妃坐良久乃命侍女發檢囊之中出二卷書以見付令寫之題如左

上清玉霞紫映内觀隱書

上清還晨歸童日暉中玄經

右二卷名目此題應是三元八會之書楊君既究識真字今作隸字顯出之耳

七月一日夜紫微王夫人

南岳夫人

九華真妃

紫陽

桐栢

清虛三真人

茅二君同降良久某乃自陳於衆靈求安身之術欲知貴賤之分年命之會多少定限於是真妃乃咲良久見授書此曰

明君夷質虛閑淑摛玉朗蘭淵高流清響金宮可謂能珍寶藏奇幽真内煥標拂靈篇乘數順生素德神園冊錄玉清興炯抜景宜鼓遐聲也必三事大夫侍晨帝躬高佐四輔承制聖君理生斷死賞罰鬼神攝命千靈封山召雲主察陰陽之和氣而

加爲吳越鬼神之君也安將挺命凝觀憑華而生
靈飛九天虛音飈房因運四覺玄梯同象紫名太
上清文八景神映西暉德明内韻乃受書乘氣得
爲真妃之任矣又當助君總括三靈綜御萬神對
命北帝制敕酆山又應相與攜袂靈房乘烟七元
嘉會希林内攄因緣也是故君姓於楊我得爲
妾自發玄下造君自受書於西宮從北策景乘軿
東轅握髦秉鉞專制東蕃三官奉留河山啓源天
丁獻武四申衛輪當此之時實明君之至貴真仙
之盛觀也三官中常有諺謠云楊安太君董真

神正我等之謂耳蓋聖皇之方駕於今有二十八
年也復二十二年明君將乘龍駕雲白日昇天先
詣上清西宮北朝玉皇三元然後乃得東軫執事
矣此自是君玉朗紫微金音虛鎮爲太極所旌乃
玄德上挺不復用懃學劬勞陟足山川矣若爲精
勗之者當小神清瑩鮮耳亦不甚令日不勞之舉
也世俗縈網貴賤之間涉塵塗之役在得失之津
信非真人所得經營乃自坦乎艱泰之用任乎遇
否之頃耳見明君之逸誠欣然也覩明君之否誠
慼顏也此二慼發於顏色之上也復未足以致遠

悲抱長感矣至於內寘偶景併首玄好轄輪塵藹
絫形世室妾豈以愆累浮單少時之滯而虧辱於
當真之定質耶夫陰陽有對否泰反用二象既羅
得失錯綜此皆往来之徑陌耳今人居風塵之休
感者乃多罪之下鬼趣死之考質也夫處無用於
囂塗乃得真之挺樸任凡庸以內觀乃靈仙之根
始也蓋富貴滛麗是破骨之斧鋸有似載罪之舟
車耳榮華矜世爭競徼時適足以誨愆要辱為伐
命之兵非佳事也是故古之高人覽罪咎之難豫
知富貴之不可享矣遂肥遯長林栖景名山咀嚼

和氣漱濯清川欲遠此惡迹自求多福超豁緪聘
保全至素者也君亦奚足汲汲於人間之貴賤拔
身於榮辱之肆哉且方交兵日會三災向臻神風
驅除臭氣參天明金生穢於泥瀆寶玉投糞以招
塵衆衣振血濁精虧真玄通遠逸是其時也君若
其不耐風火之烟欲抱真形於幽林者可且尋解
劒之道作告終之術乎自盡出嘿之會隱顯之迹
臨時分處有仕於明君矣宜數上感有命而交靈
書玉臺真契合景是以言單於辭心訖於筆妄豈
獨歎於一人乎蓋示名分之判例也

書訖取以與某復曰君省此當少愈不

右從六月二十九日来凡十四條並楊

君自記書

東卿大君昨四更初来見降侍從七人入戸一人

執紫旄節一人執華幡一名十絶靈幡一人帶緑

章嚢三人捧牙箱一人握流金鈴乃年少於二弟

二弟昨並倚立東卿命坐乃坐耳良久言語委曲

先昨神女来降意本疑是王母女昨又来定是也

南真説云是阿毋第十三女王媚蘭字申林治滄

浪山受書爲雲林夫人此兩事並是七月五日夜略記後更復後如此則右英夫人始以七月三日四日

右二條有楊自記

乙丑歲晉興寧三年七月四日夜司命東卿君來降侍從七人入戶其一人執紫旄之節其一人執華幡一名十絶靈幡一人執緑章囊其三人捧白牙箱箱中似書也其一人握流金鈴侍人並朱衣司命君形甚少於二弟著青錦繡帬紫毛帔巾芙蓉冠二弟並同來倚立命坐乃坐耳言語良久七月六日夜司命君又降良久喻書曰

君必範玄秉象清淨罕晧遂拔羣幽藻戢翼高栖感味上契淵渟岳峙蕭寥玉篇誂寶神生遺放俗

戀調彈清靈澄景虛中五道發明色紙化浪惙惙與淡泞空同寘儞無視無聽耳乃遠齊妙真重起玄覺明德內圓靈標外足矣終能策雲輧以赴霄書司命之冊録耳若精散萬念爲生不固氣隨塵波心不真舍適足勞身神於林岨（岨應作宧，謂有誤。）於來學也其道微而易尋其道艱而難得乎亦令示許長史（此二條又有長史寫。）

許長史欲山居

宗道者貴無邪栖真者安恬愉至寂非弘順之主惔然非教授之匠故當因順以

領無耳意云爾不代謝奚必四時氣如呼吸千齡
如寄趙子可憂不信而末疑其心亦已醢矣
司命君與南岳夫人言
為道者常淵淡以獨往每栖神以遊闕安飲啄以
自足無旂（謂應作祈字）眄於籠樊哀樂所以長去天闕何
由而臻者乎
禀志各有所宅資性咸有其韻豈可履逐物之邪
逕矯我之正業乎
何不肆天標之極縱適求真之內娛從幽淨以熈
心綏所託以栖意處東山以晦跡握玄筌於妙領

保隨珠以含照遣五難於胸次耶此二條亦似是東卿詰
七月十五日夜紫微王夫人授書曰
懃精者味玄之靈標也凝安者拘真之寢衾矣子
懃澡卅心竟赴髙領可謂務道之柄懃甚至也然
道柔真虚守淡交物安静任栖神乃啓焕耳要而
言之躁疾非盡理矣遠之者亦取勞乎

與許玉斧

七月十五日夜清靈真人授詩
企望入飛若感若成威不内接驕女遠屛三四縱
横以入帝庭歴紀建號得爲太齡亦必秀映四司

元卿翽飛然縱羽遂登上清此離合掾大名翽字也

與許玉斧此夕又有中君授書与許卿荅欲知洞天中之事今載在第四卷中

鳳巢高木素衣杉然此八字旦定作長史小名玽穆字也履順思貞凝心虛

玄仍取此思字玄字[illegible]長史字也五公石腴彼體所便急宜服之可以少之

顏三八令明次行玄真解駕偃息可誦洞篇瓊刃

應數此[illegible]字即是掾小名玉斧也[illegible]故云應數精心高楹隱嘿沉閑正氣不

虧术散除疾是爾所宜次服飷飯兼穀勿違益髓

除患肌膚充肥然後登山詠洞講微

寅獸白齒此四字即是玄虎牙也亦能見機遂得不死過度壬辰

偃息盛木玩執周書此八字即是作楊字也太極植簡金名西華

學服可否自應靈符理異契同神洞相求

定録中候告道藥事是定録言也

此並離合譬喻前四人姓名各詮行宜修行服御事尋辭意皆相貫不知云何得兩人共説

寓言必可用不用是無情焉得駕𣺌迹尋此空中靈微音良有旨當用慎勿輕事事應神機保爾見

太平

右英吟此

茅定録言良箴也可記之仙才不用心煩曲故

得也保命言

八月中彼人必東秀蠻看燒香必也保命臨去言

右從乙丑歲来凡十五條並有楊書

欽想風流託心靡景愧以悠昧鄙玄素彰思自策勵沐浴陶冶濟否之階幸垂眷逮耳許玄惶恐再拜長史名謐字思玄今此直云玄其意未允詣賈先生此是長史聞楊宣周紫陽說賈玄道知試校事故有此書賈即以呈司命司命後所荅云賈生近以此書来者也周君說事在第四卷中也

右一條是長史自書本也

太元真人以此書見與因授令書如左

若夫能眇邈於當世則所重唯身也罕營外難者則無死地矣是以古之學者握玄筌以蔵領匿穎鏡於紛務凝神乎山巖之庭順眞於逸谷之漳水

是散髮高岫紝綿我生暉暉景曜採吸五靈遊躡
九道登元濯形投思絕空人事無營閑存三氣
諸妙精故能迴日薄之年反為童嬰耳苟事累
會交軒塞路但所守之不能勗也何試校之能
耶物物相要觸類興患天人之眄豈時漏哉所
賞於修業所試在於不日新矣貫生近以此書來
訖向亹亹可謂有情然無逝我渠有似逆詐耳
七月十六日此一條又有掾局省所諮有心哉子望對山嶺
懷遠想欣然稟向常見此意夫為道者精則可矣
有情不懃則無所能為也懃而不專亦不能有

也要當令丞心消豁（𢧵）此後人點作𢧵字不可復識疾開散此亦似衆御者長史爾何以不數看東山鬱望三秀徘徊華宇目擊林水乎彼人往殆無所復益耳凡云三秀者皆謂三茅山之峯山頂爲秀故呼三秀也

右南岳夫人與弟子言

夫言者性命之全敗也信者得失之關揵也張良三期可謂篤道而明心矣

右南岳夫人與弟子言

性甚寬仁而所聞急而應物速者更違旨耳火棗事未宜問也論火棗在後

右九華真妃言

右從大元来凡五條並楊書
纓景落滄浪騰躍清海津絳烟亂太陽羽蓋傾九
天雲輿浮空洞鯈忽風波間来尋冥中友相攜侍
帝晨王子恊明德齊首招玉賢下眄八阿宮上寢
希林顛潄此紫瓊腴方知穢塗辛佳人將安在勲
之乃得親
七月十八日夕雲林右英王夫人授詩此詩与長史並及掾事
高興希林虛遐遊無負方肅條象數外有無自冥
同疊疊德韻和飃飃步太空盤桓任波浪振鈴散
風中内眹七道觀可以得冥志何必反覆酬詩此

世文通玄心自宜悟嘿耳必高蹤
七月二十六日夕紫微夫人喻作令與許長史
絳闕雍廣霄披丹登景房紫旗振雲霞羽晨撫八
風停蓋濯碧谿採秀月支峯咀嚼三靈華吐吸九
神芒擲數無絕紀恊日積童蒙攜袂明眞館御期
無上皇比鈞唱羽人玉玄粲賢衆云河波浪宇得
失為我鍾引領矚庭內開心擬穢衝習適榮辱域
罕躡希林宮一靜安足苦試去視滄浪
右右英夫人所喻
右從繼景来三篇並有長史寫

弱喪洞瀁篤靈未盡倚伏異因雲梯未抗雖有懷
於進趣猶未淵於至理矣君才實天工以清瀾凝
浪於髙韻志栖神乎太玄期紫庭而步空矣有心
洞於飛滯柔翰蔚乎冥契也動合規矩等圓殊方
靜和真味吐納興音可謂縱誕德挺良為欽然矣
然檝思不豁鄙吝内固淫念不漸靈池未澄將求
得相與論内外之期況二景之交耳夫失機者貴
在能攸相釋有情今無妨矣雖蹔弭聲聽故克和
也前塗[illegible]謂應作攸字邈此比非一漏緒多端當恒戰密
苟情有愆散得隨事失悟言微矣將何以遏之將

間以遺之

右七月二十六日夜雲林右英王夫人喻書見與勿荅

右一條有長史寫

世珍芬馥交道宗玄霄會振衣尋冥疇廻軒風塵際良德映靈暉穎根粲華蔚密言多儻福冲淨尚真貴咸恒當象順攜手同衾帶何爲人事間日焉生患害

七月二十八日夕右英王夫人授書此詩以與許長史後十二月長史荅書云咸恒是酬此詩也咸恒義出周易

右一篇有□寫

清響齊散空神風灑林身超宜衢志詠靈音仁侯其人也欲以裴真人本末示郗者可矣其心善誘之心亦内彰也裴亦何人哉郗即愔也小名方回裴未即是清靈傳也論過及紆之事故今示之

八月七日夕右英王夫人授書令與許長史

右一條楊書又有長史寫

守真一篇者一年使頭不白禿髮更生夫内接孫以家業自羈外綜王事朋友之交耳目廣

氣雜役此亦道不專也行事亦無益矣夫眞才例
多隱逸栖身林嶺之中遠人間而抱淡則必顏
而玄鬢也
玉體金漿交梨火棗此則騰飛之藥不比於金丹
也仁侯體未眞正穢念盈懷恐此物輩不肯來也
苟眞誠未一道亦無私也亦不當試問
火棗交梨之樹已生君心中也心中猶有荆棘相
雜是以二樹不見不審可剪荆棘出此樹單
實緣好也
雖云問也其欲希之近也當爲君問主𩕳者三

更相問以郎日始

丑年(此二字長史後益上)八月七日夜雲林右英王夫人口授荅許長史

凝心虛形内觀洞房抱玄念神專守眞一者則頭髮不白禿者更軫(軫字亦益是髮貌)未有以百思纏胷寒熱破神營此官務當此風塵口言吉凶之會身(音非扉扇之扉也)得失之門衆憂若是萬慮若此雖有眞心爲不篤抱道不行握寶不用而自然望頭不白亦希聞也玉醴金漿交生神梨方丈火棗玄芝我當與山中許道士不以與人間許長史

八月七日夜紫微王夫人授荅許長史

右六條有掾寫

擬駕東岑人傳景招隱靜仁德乘波來併會二秀嶺靈芝信可食使爾無終永喻翁真獻金漿不待百文井

八月十六日夕清靈真人授

右一篇有長史寫

虛和可守雄蕭蕭可守雌夫蕭蕭者單景獨往也若絳宮中樂謂應作詠字餘仰飛空同上上雲玄之涯不道易聞而患不真書易得而患不行若專如此大

天之中盡真仙比肩也我亦無咎於不能爲者心不定而欲書將欲沽之執意不往而求真似欲銜之也願告

八月十七日夜右英王夫人授書此與

許長史（似答心求守雌之真一也）

肇祖植德華條翁隊（即謂七世祖許肇也隊字應作隧）頓足懸車無早晚也但心堅注真微密靈機則可矣至於高逸長嶺寢宜林澤綏特事之難鄙遺九親而味神實矣舉也心苟不專從念塡胷雖躡閬山以遊步造圓壟以朝宜然亦必敗也若必空空我自當相告有可

動之時也，今且未可議耶

八月十七日夜，保命仙君小茅口授與許長史

含仁守慈，發拔幽憂，運心慈誘，極神靈鏡者，許長史其人也。所恨在於應物速，招真急耳。夫浩挺虛映，乃可守雌，已求故當能守之，守之蓋易，恐亦宜無不可耶

八月十八日夜，紫微王夫人授示許長史

右四條有楊書

穆奉被音告頻煩備至仰銜恩潤光華彌煥披覽
欣慶感荷罔極穆沉滯流俗豈忘拔迹輙已誓之
中心思爲階漸考室東山栖景林壑此志必也此
舉決也方當憑庇靈宗諮禀神規若此之心揆亦
覽之真一之雖其道玄遠妙出祕領穆愆穢未蕩
俗累未拔胷心滓濁精誠膚淺未敢預聞南真哀
矜去春使經師授以方諸洞房步綱之道八素九
真以漸修行不敢怭（謂應作怠字）懈九真至須幽靜人事
雜錯患在未専耳昔人學道尋師索友彌積年載
經歷山岳無所不至契闊險試備嘗勞苦然後授

以要訣穆德薄邪厚端坐從室横爲衆真所見採録變戒継至啓悟非一古人有言非知之難其行之難夫人垂恩所賜自可徐徐須（此須字長史自注）移東山然後親授道之來也不計遲速恩之隆也何限早晚命使頤告敢不上荅謹白（此長史荅前右英論雖一事者掾爲書之既被侻更寫故此本得存爲）

真誥運題象第一篇上卷之第一

真誥運題象第一篇下卷之第二

華陽隱居陶　弘景　造

運題象下

北元中玄道君李慶賓之女太保玉郎李靈飛之小妹受書爲東宮靈照夫人治方丈臺第十三朱館中夫人著紫錦衣帶神虎符握流金鈴有兩侍女侍女年可二十許夫人年可十三四許聞呼一侍女名隱暉侍女皆青綾衣捧赤玉箱二枚青帶束絡之題白玉檢曰太上章一檢曰太上文此記識合上文亦同前九華也

夫人帶青玉色綬如世人帶章囊狀隱章當長五
丈許大三四尺許
臨去授作一紙詩畢乃吟歌
雲墉帶天構七氣煥神馮瓊扇啓晨鳴九音絳樞
中紫霞輿朱門香煙生緑窓四駕舞虎旂青軿擲
玄空華蓋隨雲倒落鳳控六龍策景五岳阿三素
眄君房適闔隟穢氣萬濁蕩我冐臭物薫精神器
塵互相衝明玉皆摧爛何獨盛德躬高揖若不早
坐地自生蟲
八月二十二日夜靈照夫人授作此詩

此長史書作雲林夫人而楊君書多云照灵

臨去吟曰心勿欲亂神勿滛役道易不順從[illegible]
逆永後其真遂棄我適
復生許家不
我方當復來爾勤之而已
右從比元來八條有長史寫
王子晉父周靈王有子三十八人子晉太子也是
爲王子喬靈王第三女名觀香字衆愛是宋姬子
於子喬爲別生妹受子喬飛解脱網之道得去入
緱外書作維字氏山中後俱與子喬入陸渾積三十九年

觀香道成受書爲紫清宫内傳妃領東宫中候真夫人此即中候王夫人也

子喬弟兄七人得道五男二女其眉壽是觀香之同生兄亦得道此似别有眉壽字今不存而掾書中有夢見人云我是王眉壽之小妹疑此或當是相答也

右二條有楊書

駕欻敖八虚徊宴東華房阿母延軒觀朗嘯躡灵風我爲有待来故乃越滄浪

右英王夫人歌

東飈朔九天息駕三秀嶺有待徘徊眄無待故當淨滄浪奚足勞孰若越玄井

右紫微夫人答英歌

寓我金庭館解駕三秀畿夜芝披華鋒謂應作峰字咀嚼無
充長飢高唱無逍遥各興無待歌空同酬靈音無
待將如何

右桐栢山真人歌

朝遊鬱絶山夕偃高暉堂振轡步靈鋒謂應作峰字無近
於眼滄玄井三仞際我馬無津梁儵欻九萬間八
維已相望有待非至無靈音有所喪

右清靈真人歌

龍旂舞太虛飛輪五岳阿所在皆逍遥有感興冥

歌無待愈有待相遇故得和滄浪奚足遼玄井不
爲多欝髣絶尋步間俱會四海羅豈若絶明外三劫
方一過
右中候夫人歌
縱酒觀羣惠儵忽四落周不覺所以然實非有待
遊相遇皆歡樂不遇亦不憂縱影玄空中兩會自
然疇
右照靈李夫人歌
駕欻發西華無待有待間或眄五岳峯或濯天河
津釋輪尋虛舟所在皆纏綿芥子忽萬頃中有須

彌山小大周無殊遠近同一緣彼作有待來我作
無待親

右九華安妃歌

無待太無中有待太有際大小同一波遠近齊一
會鳴絃玄霄顛吟嘯運八氣奚不酣靈液眄目娛
九裔有無得玄運二待亦相蓋

右太虛南岳真人歌

偃息東華靜楊軿運八方俯眄丘垤間莫覺五岳
崇靈阜齊淵泉大小互相從長短無少多大椿須
臾終奚不委天順縱神任空同

右方諸青童君歌

控飈扇太虛八景飛高清仰浮紫晨外俯看絕落冥玄心空同間上下亦流停無待兩際中有待無所營體無則能死體有則攝生東賓會高唱二待奚足爭命駕玉錦輪儛轡仰徘徊朝遊朱火宮夕宴夜光池浮景清霞杪八龍正參差我作無待遊有待輒見隨高會佳人寢二待互是非有無非有定待待各自歸

右南極紫元夫人歌　按此諸歌詩並似初降語而嫌衆真多高唱上清青童既係于太虛未嘗有雜降然或遺失耳有待之說並是指右英事非安妃也

右從駕獄來十一篇有兩手寫

騰躍雲景轅浮觀霞上空霄軿縱横儛紫蓋託靈
方朱烟纏旌旄羽帔扇香風電嘷猛獸攫雷吟奮
玄龍鈞籟昆庭鑾金笙唱神鍾揉芝滄浪阿擫華
八停峯朱顏日愈新劫往方嬰童養形靜東岑七
神自相通風塵有憂哀隕我白髮翁長宜遺遐歎
悵不早逸縱

九月三日夕雲林王夫人喻作令示許
長史

停駕望舒移迴輪反滄浪未覩若人遊偶想安得

康良因俟青春以叙中懷忘

右右英吟此再三

龜闕鬱巍巍墉臺絡月珠列坐九靈房叩璈吟太無玉簫和我神金醴釋我憂宴酣東華内陳鈞千百聲青君呼我起折腰希林庭羽帔扇翠暉玉珮何鏗零俱指高晨寢相期象中冥

右紫微歌此三篇

超舉步絳霄飛飈北壟庭神華映仙臺圓曜隨風傾啓暉挹用无扉景餐月精交袂雲林宇謂應作皓真還童嬰蕭蕭寄無宅是非豈能營障上自攖兢

安可語養生

右玄龍紫微作

控晨浮紫烟八景觀泒流羽童捧瓊漿玉華餞琳
腴相期白水涯揚我萎蕤珠滄房煥東霞紫造浮
絳衣雙德秉道宗作鎮真伯藩八臺可眄目北看
乃飛元清淨雲中視眇眇躡景遷吐納洞領秀蔵
暉隱東山文安人事上日也無虛閑豈若易翁質
反此孩中顏

九月六日夕雲林喻作與許侯

解輪太霞上歛轡造紫丘手把八空炁縱身雲中

浮一眄造化㓻再視索高疇道要既已足可以解
千憂求真得真友不去復何求
九月六日夕紫微夫人喻作示許長史
并與同學同李諸郗回也
晨闕太霞構玉室起霄清領略三奇觀浮景翔絕
寘冊空中有真金映育挺精八風鼓錦披碧樹曜
四靈華蓋蔭蘭暉紫轡策綠軿結信通神交觸類
率天誠何事外象感須覲瑤玉瓊
九月九日雲林右英夫人喻作
紫空朗日明景玄宮帶絳河濟濟上清房雲臺煥嵳峩

我八輿造朱池羽蓋傾霄柯震風迴三辰金[illegible]
玉華七轡絡九垓晏眄不必家借問求道子何[illegible]
坐塵波豈能栖東秀養真收太和

九月九日紫微夫人喻作因許示郗郗猶是方回也

三景秀鬱玄霄映朗八方冊雲浮高晨逍遥任靈
風鼓翮乘素飈竦眄瓊臺中緑蓋入協晨青軿儛
空同右揖東林帝上朝太虚皇王賓剖鳳腦嗷酣
飛蕊粲雲鈎迴曲寢千音何琅琅錦旌召猛獸華
幡正低昂香母折腰唱紫烟排棟梁總轡高清闕

觧駕佳人房昔運挺未兆靈化順氣翔心眇玄涯感年隨積椿崇形甘垢臭味動静失滄浪我友實不爾榮辱昨已忘

九月十八日夜雲林右英夫人作喻曰

吾辭訖此

絳景浮玄晨紫軒乘烟征仰超緑闕内俯聘朱火城東霞啓廣暉神光焕七靈翳映汜三燭流任自齊宜風纓空洞宇香音觸節生手擕纖(謂應作織字)女儔併衿匏瓜庭左佪青羽旗華蓋隨雲傾昊寢九度表是非不我營抱眞栖太寂金姿愈日熙豈似愆

穢中慘慘無聊生

九月二十五日夜雲林右英夫人授作

三巒抗紫軒傾雲東林阿

右英吟此道

右從騰躍来凡十三篇並有楊書又雜

有掾寫

遣滯恡賴窮行德不亦甚伴乎不患德之不報所

患種福之不多耳此一行則似乎福田也萬事云

云盡可觸類矣

十二月三日雲林右英夫人告

右一條有楊書又有一本小異

穆惶恐言仁愛之至猥惠新詩雲藻綺絡金聲玉粲誠翰林之奇秀華錦之盛肆也義類淵徹仰覽無射佩之冊心奉以周旋功德淺陋宜報巳重福田之喻敢不自勵憑託徽猷情若山海動靜啓悟望垂矜録許穆惶恐言

詣雲林右英夫人机前此即答遺滯條書也有自起草存

青童大君常吟詠曰欲殖滅度根當拔生死栽況吟墮九泉但坐惜形骸

太虛真人常吟詠曰觀神載形時亦如車從馬車

敗馬奔亡牽連一時假哀世莫識此但是惜風火
種罪天網上受毒地獄下
西城真人王君常吟詠曰神爲度形舟薄岸當别
去形非神常宅神非形常載徘徊生死輪但苦心
猶豫
小有真人王君常吟詠曰失道從死津三魂迷生
道生生日已遠死死日已早悲哉苦痛客根華已
顛倒起就零落坐焉知反枯老
以去月秋分日於瑶臺大會四君各吟此言以和
玄鈞廣韶之絃聲也十月告云去月如似是九月間秋分必在八月則去月自爲通呼耳

十月十五日右英夫人說此令疏

右五條有掾書

四旍曜明空朱軒飛靈丘玉蓋蔭七景鼓翮霄上浮九音朗紫空玉璈洞太無宴詠三辰宮唱嘯呼我儔不覺椿巳老豈知二景流佳人雖兼忘而未放百憂長林真可靜巖中多自娛

十月十七日雲林夫人作與許侯

左把玉華蓋飛景躡七元三辰煥紫暉竦眄撫明直變踊期須臾四面皆巳神靈發無涯際勲思上清文何事生横涂令爾慼不專[陰]烏禁反[瘂]烏賀反此應作喑啞言其速也尖

去機不覺年歲分

十月十八日紫微夫人作

右二篇有楊書

此登玄眞闕，攜手結高羅。香烟散八景，玄風鼓絳波。仰超琅園津，俯眄霄陵河。玉簫雲上唱，鳳鳴洞九遐。乘氣浮太空，呙爲躡山河。金節羽靈徵，兵折萬魔脅。挹二晨暉，千椿方嬰牙。喪眞投競室，不觧可奈何。

仰眄太霞宮，金閣曜紫清。華房映太素，四軒皆朱瓊。擲輪空同津，總轡儛緑軿。玉華飛雲蓋，西妃運

錦旌翩然獨塵渥儵忽佳人庭宿感應期降所招
巳在宜乘風奏霄晨共酣冊琳瞿公侯徒眇眇安
知真人靈

右二篇十月二十日授亦應是右英諭長史也

右二篇有楊書

單馬雖重為路人所略推分任運有似招之不必
忝也枉子誠小還為童史所偷故疾而惜之今寘
鋈即擒蓋所以懼惡而善者別矣今雖嘿然不言
小人足知靈驗有訓在其中非直區區若此小小
而不能坦也謹白

呈雲林右英夫人

十一月十九日此所呇右英授事事今不存

穆惶恐言沉染鄙俗流浪塵昧罪與年長愆隨日積幸遭玄運靈啓其會披散氛霧朗然達觀真㚑清秀並垂戒悟猥辱文翰華藻成林金聲玉振規矩有章父子凡微無以堪荷夙興策勵不敢怠惰顒顒傾注言不自暢穆惶恐言此亦是呇右英詩不審的是何詩亦似不存

右二條長史自書本

靈谷秀瀾棨藏身棲巖京被褐均袞龍帶索齊玉鳴形盤幽遼裏擲神太霞庭霄上有陛賢空中有

直聲抑我曲晨飛案北緑軒軿下觀八度内俯歎
風塵縈解脱遺波浪登此眇眇清擾競三津竭奔
馳劉爾齡

十二月一日夜南岳夫人作與許長史

飛輪高晨臺控轡玄龍隅手攜紫皇袂儵欻八風
驅玉華翼緑幬青帬扇翠裾冠軒焕崔嵬珮玲帶
月珠薄入風塵中塞鼻逃當塗臭腥彫我氣百痾
令心徂何不飈然起蕭蕭步太虚

十二月一日夜方丈左臺昭靈李夫人
作與許玉斧

清晨揖絳霞總氣霄上遊佪軿躡曲波遂觀世人
憂辭旨蔚然起不散三秀嵎何若巡玄鄉撫璈爲
爾娛君安有有際我頗有中無

右英作此

駕景遊賢良促轡東圃下

右英吟此道

吅嚼玄句柔音蔚暢曲夾適宣辭喻標朗欽欽之
詠有由然也玄宗以安我其會矣

十二月十四日雲林夫人作與長史此所答長史之詩詩今不存

右五篇有楊書

該清道難通幽妙達許侯其人也方將躍靈方立
騰躍暉霞身飛九天作則羣真師傳金闕撫拯種
人其德仁以融其教整以和可謂天秀標韻爲後
民之圓匠也爾子乃潛晨密煥秀霄空上託心玄
宅神栖八領心標寂刃歸形太初志割姻親於内
外寄幽會於隱觀矣雖自思入庇重岫頴翳雲暉
故叛父也若父愚可也交當同編雲札列名靈簡
運會相遇何以陳之耶昔薛旅字季和往學真道
於鍾山北阿經七試而不過即長里薛公之弟也

不過者由婬泆失位爲酆内滯石性不廻致敗其試耳然其人好慈和篤又心愛嘯音鳳響及玄絃之彈是故虛唱凝神徽聲感魂神不遂落由好嘯唱頓鳳鳴之故矣長里先生燕代人周武王時人也先生比乞之於太上太上故使生[illegible]（謂應作繼字）肇阿之陰運致欲其該徹釋滯今染練新暉速升虛之超長里君之顛也若由（謂應作猶字）愆波不激淫爲由（謂應作俞）字出雖百過試之故亦昔之薛旅耶師宗相期拂飾盡性苟能其事我亦罕劳賢者之舉此復宜詳密告由来宿命之始想有曰（應作以字）悟也燕氣内果外

柔沉德樂景故其人聞北風則心悲覩啓曜則懷泰思駿騄以慕騁嘉柔順以變蔚彼人之心曷曾不爾乎此則本鄉之風氣首丘之內感也苟能信之君其諧矣如其雍謂應作雍字玄東欲冊絳不暢靈人檇手而空反髙友歛袂而廻晏神氣不眄其宅寂通不鼓其目命矣夫固可悲耶長里之弟本燕代人故此称其俗氣以喻長史之心也

十二月十六日夜右英告

右二篇有楊書

太元真人

雲林右英王夫人

南岳紫虛元君
九華眞妃
清靈眞人
紫陽眞人
桐栢眞人
昭靈李夫人
右八人
十二月十七日夜
方諸宮東華上房靈妃歌曲
紫桂植瑶園朱華聲悽悽月宮生蕊淵日中有瓊

池左挼貢靈曜右掣丹霞暉流金煥絳庭八景絶炯迴緑蓋浮明朗控節命太微鳳精童華顏琳腴充長飢控晨揖太素乘歘翔玉階吐納六靈氣玉嬪把巾隨彈璈南雲扇香風鼓錦披叩商百獸舞六天攝神威儵歘億萬椿齡紀欎𣯶巍巍小鮮未烹鼎言我巖下悲按楊君記云東方赤氣中有言曰小鮮未烹鼎言我巖下悲當以此事諮啓司命故荅稱此詩仍及篇也

太微玄清左夫人北停宮中歌曲

欎𣯶靄非真墟太無爲我館玄公豈有懷縈蒙孤所難落鳳控紫霞矯轡登晨岸寂寂無濠涯暉暉空中觀隱芝秀鳳丘遨巡瑶林畔龍胎嬰爾形八瓊

廻素旦琅華鮤玉宮綺葩凌巖飱鵬扇絶僊領撫
翮扶霄翰西度命長歌雲璈乘虛彈八風纏綠宇
聚焔豁然散靈童擲流金太徵啓璧授三元起折
腰紫皇揮袂讃朗朗扇景耀𨙸𨙸長庚煥超軿竦
明刃下眄使我惋顧哀地仙輩何為栖林澗

十二月十七日夜太元真人司命君書

出此詩云是青童宮中内房曲恒吟讃

此和神並夜衆真降集唯有此書存余恐不是後丁卯年論挺令事亦是十二月十七日恐偶同耳此前一事不應是卯年也

右三條有楊書

玄乚即排起注之曰

故玄匕以八風為關籥天地為隄防四海為甕盎九州為粃糠積之以萬殊蒸之以陰陽其陶鑄也充隆炊累剛柔清濁象類不同呼吸吐合

恭伯榮注之曰

九絕獸神禽也在乎群猛之中猾狡乎激奇之際千年不足及其變萬殊不足適其內日月不及照其眉八澤不足遊其足清雲為里九垓為淺八宏為小四極為近變動無常恒入之芥子之內玉晨之玉寶太微之威神矣此二條是釋神虎隱文中語不知何眞所告又死日月是兩手同書

君惶恐言仁德流映高蔭彌綸毋貽翰音恩逮縉

悟旨喻有感恒之順宗期則玄霄之會雖欽一示紫
淡汎思嘉話竊懼熠耀之近暉不可參二景之澄
群居破彼之小宿難以厠七元之靈觀尊卑殊太甚
下興位俯仰自失罔知所攜凡善誘者勤其切磋
忠愛者勞其怠惰大易所以乾乾仲尼所以發歎
於不倦者也自奉教以來洗心自勵沐浴思新其
勸獎也標明得道之妙致其戒也陳宿命之本
述淫泆所以表垢鄙滯所以伐德雖盧醫之言針
艾扁鵲之獻藥石無以喻也子張存聖教於紳
西董佩韋絃以自矯並以外飛内以義規心仰衡

清訓謹書之冊懷挹之六腑奉以周旋弗敢失墜
廞五難鮮深於爐門七試飈靜於淵谷方將逍遥
東山矯室龍林靈攜蕭蕭丘園冲深庭延雲駕之
奇友令川羽服之上有真句金鉏於五芝之寶滄浪施
長年之珍〻賞夙夜之乃願〻誓不敢誣於神明
者也唯少
之君惶恐言此長史以答右英前七月二十八日喻詩世珍芬馥之者於酬前書其說寤寐夢術恐是十二月十
右此一篇長史令乙寫
仙道寂寂尋之亦使人不勸也況復求之於無涯
耶假令東山忽有石髓瀊若結紫芝映林夜光煥燭
燕胎曜峯靈澤肆顯衆真羅吟人人往者皆得掇

玄華而揖玉腴對以散想之將必相與把臂
太虛駕絡慶雲矣未審子當乃赴此二日暫遊山
澤不將故以官私自切不獲一二巢耶今之所以為
憐難者蓋閑推於有無之間耳以無期我我亦無
也空中有真子不覿之不可謂罕彷彿矣所適在
於不褰裳耳二日可不果何時能屈駕尋金陵乎
十一月二十九日夜定錄君告許侯
豈能割目前之近滯慕難成之遠功耶若故栖情
丘林憑託京畿者觀金陵以偶想得任意於吾子
勿謂我無方從無以繫矣必置則言不時神告則

教不生賢秋日之舉可不察耶

保命君告

右二條楊書斯告實至言矣

奉十一月二十九日告得道者以其能排却衆累直面而進於是百度自淨衆務雲散該其優者不足爲勞披于艱者可以表心正月中必有龜山客來東山至時梟梟應作訖可不一刀手奉覽高命欣然無量始入此月公私艱撥未獲從心命使此本是令暫字後人改作命使到今往反計日還便沐浴躬詣朝拜不失此月若吉日未過願垂告敕

又告賢者之舉復宜詳之昔未受上道之前有欲宗側人意有稱説堪陶奬者受隱書之後此計都宜其也此下有兩字被雌又斉行剪去後似復有語此論吳者之事似仍是前書上紙而後酬答之復酬後定録告亦可是右英書中裁有此語耳記不見存难用显證十一月二十九日告此告今不存前十一月二十九日告語宗同又云正月龜山客来乎

右二篇長史自書本

令懃者懃其事貌其玄微耳慎者亦觸類而作也學道之難不可書矣有恥鄙之心者於道亦遼乎灌束然後可貴耳賢者之舉自更始耳今且當内忘

右紫微夫人道此言此是紫微見長史答右英消賢者之事故復酬此語也長史婦亡後更

手筆何其落落盧醫之喻復有帛絃之初解涑爐

門其旨乃佳當實心在此濟矣欲納妾而修己宅家事最是所禁不啟屢有及之

定録告此是中君見長史答右英書得旨讀之也

心已至也不復須詣山也忽空懷以向真單誠以

泯道者雖欲不教其可得乎瞻赴山澤乃更餘事

耳要都無懷者實使人悒然今可停也

十二月一日夜定録告許矣尋此語復似翻到京不得來事已旨

關不可領

正月二十七日將不能暫詣欲營宅處耶龜山真

人似當其日来未真至齋者自可無彷彿且欲令彼見我乎

正月十四日保命告按此告極似前所疑事所以斟酌猶難解也從此正月起至後並是乙丙寅年中事

右五條有楊書

纚景登霄晨遊宴滄浪宫綵雲繞冊霞靈藹散八空上真吟瓊室高仙歌琳房九鳳唱朱籟虚節錯羽鐘交頸金庭内結我冥中朋俱挹玉醴津儵歘巳嬰童云何當路蹲崴痾隨日崇

二月九日夜雲林作

晨遊太素宫控軿觀玉河夕宴鬱絶宇朝採圓景
華弾璈北寒臺七靈暉紫霞濟濟高仙舉紛紛塵
中羅盤桓罾罻內愆累不當多
二月十六日右英作
玄清眇眇觀落景出東渟頏得絶塵友蕭蕭罕世
營　吟此再三
右三篇有楊書
靈人隱玄峯真神韜雲采玄唱非無期妙應自有
待豈謂虛空寂至韻故常在攜襟登羽宫同宴廣
寒裏借問朋人誰所存唯玉子卓雲虛之駿抗

於空同之上斯人矣豈不長揖南面永謝千乘乎

紫微詩及詠此

駕風騁雲軿晨登太渟丘絳津連岑振清波鼓浚流步空觀九緯八罣皆巳遊䆮宴三金秀来觀建志儔懃惓不相淹是以積百憂

二月三十日夜右　作

褰裳濟緑河遂見扶桑公高會太林墟寢宴玄華宮信道苟淳篤何不栖東峯

紫微夫人歌此

陵波越滄浪忽然造金山　顧終日遊乎我雲中

人

右英吟此

控景始暉津飛飈登上清雲臺鬱峨〻閶闔秀玉

城晨風鼓丹霞朱炯洒金庭綠蘂粲玄峯紫華巖

下生慶雲纒丹爐練玉飛八瓊晏眄廣寒宮萬椿

愈童嬰龍旂啓靈電虎旗徵朱兵高真迴九曜洞

觀均潛明雖能步幽道尋我無窮齡

紫微夫人作

紫闕構靈竹玄館衝絕飈林琅敷靈囿華生結瓊

瑶騁軿滄浪津八風瀲雲韶披羽扇此翳握節鳴

金簫鳳頡和千鍾西童歌晨朝心豁虛無外神襟
何朗寥迴僊太空嶺六氣運重幽我塗豈能尋使
爾不終彫

右英夫人作

翳韜紫微館鬱臺散景飈鸞唱華蓋間鳳鈞導龍
軺八狼攜絳旌素虎吹角簫雲勃寫靈宮來適塵
中諧解戀往人寢同氣自相招尋宗須臾頃萬齡
乃一朝搖期會足哀劫往豈足遼眞々乃相目莫
令心徂𨾊（側交反）虛刃揮至空鄙滯五神愁

右紫微作

朝啓東晨暉飛軿越滄淵山波振青涯八風扇玄
烟迴眄易遷旁有懷真感人三金丁遊盤東岑宜
永臻紛紛當塗中孰能步生津飄颻八霞嶺徘徊
丹晨蓋紫軿騰太空飄眄九虛外玉簫激景雲靈
烟絶幽藹高仙宴太真清唱無涯際去來山岳庭
事有待邁

四月十四日紫微夫人作

玄波振滄濤洪津鼓萬流駕景眄六虛思與佳人
遊妙唱不我對清音與誰投雲中騁瓊輪何為塵
中邈

右同夕右英夫人吟歌此曲

松柏生玄嶺，鬱爲寒林桀。繁葩盛嚴冰，未肯懼白雪。亂世幽重岫，巡生道常潔。飛此逸轡輪，投彼遐人轍。公侯可去來，何爲不能絶。

右右英作

神玉曜靈津，七元煥神扉。靈逸方寸裏，一躍登太微。妙音乘和唱，高會亦有機。齊此天人眄，協彼晨景飛。總轡六合外，寧有傾與危。

四月二十三日夜紫微夫人作

玄感妙象外，和聲自相招。靈雲鬱紫晨，蘭風扇緑

軺上真宴瓊臺邈為地仙標所期貴遠邁故能秀
頴翹翫彼八素翰道成初不遼人事胡可豫使爾
形氣銷

四月二十七日夜南岳夫人作

右十二篇有楊書又雜掾寫

青净頗東山蔭景棲靈穴愔愔閑庭虛翳薈青林
密園曜映南軒朱風扇幽室拱袂閑房內相期啓
妙術寥朗遠想玄蕭條神心逸

閏月三日夜右英作示許長史按晉曆丙寅年閏四月記

右有楊書又掾寫

縱心空同津總轡策朱軿佳人來何遲道德何時
成（吟化道）
有心許爷子言當採五芝〻草不必得汝亦不能
來汝來當可得芝草與汝食（此兩得条並戢作㝵音）
右英吟此
右三篇有楊書
八途奎會無宗乘運觀囂羅化浮塵中際鮮矜有道
家騁烟忽未傾攜真造靈阿虛景艤壇軒玄鈞作
鳳歌適路無軌滯神音儛雲波齊德秀玉京何用
世間多

授書畢又吟良久而復授令書此詩似

不與書上相連也

坦夷觀天真去累縱衆情體寂廢機駟豈有則攝

生焉得齊物子委運任所經

右中候夫人作

薄宴塵飈領代謝綠環歸奚識靈劫期顉眄令人

悲

紫微夫人作

右三篇有掾書

林振須類感雲蔚待龍吟玄數自相求觸節皆

吾飛輧出西華總轡忽來尋八遐非無娛[illegible]自欽悼此四羅內百憂常在心俱遊北寒臺神風開爾襟

六月二十三日夜南極夫人作

登軿發東華扇𣿅儛太玄飛轡騰九萬八落亦已均暫起山水際窈窕靈岳間同風自齊氣道合理亦觀龍芝永遐齡內觀攝天真東岑（謂應作岑字）可長淨何爲物所纏

六月二十三日夜中候夫人作

右二篇有楊書又掾寫

五月十二日中君喻書 此九字題卷外從此後並以是丁卯年中授古書此事皆諭三許捷分也

阿映遂能絕志山林懃心道味淨神注精研澄虛鏡玄渟獨宴子栖偶真乃翁道遠之疇匹姜伯真之徒也服氣挹液卒獲其益亦至事也昔又入在臨海赤山中赤山一名燒山遇良友王世龍趙道玄傅太初者此數子始以晉建興元年渡江入東山中學道耳並與相見數人之業皆勝於映矣映遂師世龍授解束之道脩反行之法服玉液朝腦精二三年中面有光華還顏反少極為感道但恨其所稟不饒不得高品之通耳於是司命敕吾舉

之使奏聞上宮移名東方諸署為地仙時三官都
禁左郎遣典柄侯周魴主非使者嚴白虎來於赤
山中即欲執之以去且詰其罪狀吾時禁閈閈應作詰字
又乃馳啓司命司命即遣中候李遵遣人敬而來
呵攝之於是魴及白虎乃走去耳李遵未來之時
暌懼怖失膽亦喪氣矣亦賴龍殃節李開林助映
為答對亦幾至敗也自無此二人及其師王世龍
亦早已受矣魴閈詔應作詰字之亦有實對答對亦可三
官出丹簡羅簿各執一通而問映云夫欲學道慕
生上隸真人玄心栖邈恭誠高靈者當得世功稍

及禍惡不遄陰德流根仁心上逮乃可步真索仙
度名青府耳云何父手殺謝弓且亂逆三光又許
朝斬李玘之頭以代蔡扶之級又走斬射潘綦等
支解鈴下曹表等水沉湯雲之尸火燒徐昂之骸
又殺桓整刳割振噲酷害虐暴刑[illegible]謂應作濫字。四十有
一張皇訟究事在天帝禍戾山積善功無一又汝
本屬事帛家之道血食生民逋愆宿責列在三官
而越幸網脫奉餘真氣父子一家各事師主同生
爭戾不共祭酒罪咎之大陰考方加有如此積罪
亦無仙者當可得歟太上之書使汝得名刊不死

之紫録耳汝其無對者有司必執也映自強長嘯
振褐撫髮爾乃整氣扉口吒咤而答曰大道不親
唯善是與天地無心隨德乃矜是以坂泉流血無
遠龍髯之舉三苗册野遂（謂應作涿字）鹿絳草豈妨大聖
靈化高通上達耶吾七世父許子阿者積仁耆德
陰和鳥獸遇凶荒之年人民飢饉加之疫癘百遺
一口阿乃施散家財拯其衆庶親營方藥懃勞外
舍臨人之喪如失其親救人之患如已之疾已死
之命懸於阿手窮垂之身撫之如子度脱凶年賴
阿而全者四百八人仁德不隊（謂應作墜字）後當鍾我等

是以功書上帝德刊靈閣使我祖根流宗澤蔭光後緒故使蕃條結華生而好仙應得度世者五人登升者三人録名太上策簡青宮豈是爾輩所可豫乎言畢紛等豁然而咲導至而去矣此意雖復是世龍之助吾亦壯其辭也於是即得度名東宮當為仙之中者然其身中自宿有陰罪未了處已日就補復辭謝太上行當受書署者也蓋爾不復受考於三官已定名於不死之録矣今已行在竹菜山中或名此山為蓋竹山山之東面兩隴西上其中有石井橋橋之北小道直入其間有六叢杉

樹〻之左右三百步有小石深室〻前有流泉水映與三人共止其中此辰年當自暫出還人食詭亦欲暫還鄉里山之近處令其家兄弟見之者也臨時自當令其弟知之所在乃又寄謝令子弟慇之若欲至竹葉山索映亦即得相見竹葉山東上石橋〻之北小道甚徑易勿從南山上山南道絶險竹葉山中仙人陳仲林許道居尹林子趙叔道此四人並以漢末來入此山叔道已得為下真人仲林大試適過行復去此是竹葉山中舊仙人也其王世龍趙道玄傅太初許映或名遠遊適來四

年耳

右從五月十二日至此並楊書受旨本納納長者蔚蔚內明撥于昔累非復故形變翕澡鍊得道之情和挹神心仰秀雲靈傾觀晨景德音蘭馨方及十載季瑋（瑋應作偉字）舉名無事畢焉勿復不精

太和二年歲在丁卯十二月十七日夜太元真人司命君告穆到丙子年為十年矣時當七十二也到亥子年神化變鍊子年始餘十年

蕭條斧子和心凝靜道氣雖妙衆之亦整澄形冊空擢標霄領其神以暉其光將貢寶侍宸（諸底作宸字）之高舉谷子之羅那（此古體字）可謂秀落衆望縈渟之仙才又當懃進德修業淡然虛眄

十二月十七日夜太元真人司命君告

王斧（祖司徒府辟掾不赴隱在本縣茅山五年 此十六字茅第後所注其公府辟似妄也）

淵奇體道解幽達精虛中受物柔德順貞慈寬博採聞道必行逍遥飛步啓誠垣平策龍上造浮炯上三清實真仙之領帥友長里之先生必當封牧種邑守伯仙京傳佐上德列書絳名

右說道許長史所得限分爾時護軍長史此六字亦掾弟所注

瑋灼清暉潛光翳真二景落鋒飛霞流纏於烏玉子採此餕㲊遂開上道允得妙門儀隣洞煥玉標玄全登名五宮懸書七元寔迭域之併羅為上清之卿君是子內和感虛託真情尋之所致亦南人雲軿之必駕三元景輦之攜遊也此云迭域即谷希子也與前司命所谷谷子之羅甚號事同

右說道許玉斧所得之分此前後二右字下說字出長史書云右清靈真人說云云而楊君書無此四字當是于時向長史口道是裴君也

此是道成勲至受書之時初所舉定目之名也亦得道齋詣之分限矣恃而替者將來必無從矣當

共寘此

右五條有楊書長史寫兩本

保命告云許子遂能委形冥化從張鎮南之夜解也所以養䰟太陰藏㒵于地四靈守精五老保藏復十六年殆覩我於東華矣旣適潛暢莫覺不真許子即是掾也按張係師為鎮南將軍建安二十一年亡葬鄴東後四十四年至魏甘露四年遇水棺開見尸如生出著林上因文壁尾伏面大哭㖡又亡仍更殯葬世人不書事迹略如此未審夜解當用何法依如許掾似非劍杖也

右英告曰自古及今死生有津顯默異會藏往滅智與世同之者皆得道之行也若夫瓊冊一御九葉三飛雲液晨酣流黄徘徊仰咽金漿咀嚼玉蕤

者立便控景登空玄升太微也自世事乖玄斯業
未就便當覽履太陰潛生宜鄉外身棄質養胎虛
宅陶氣絶籥受精玄漠故改容於三陰之館童顔
於九鍊之户然後知神仙爲可死而不亡去來之
事理之深也
南人告云得道去世或顯或隱託體遺迹道之隱
也或有再酣瓊精而叩棺一服刀圭而尸爛鹿皮
公吞玉華而流虫出户仇季子咽金液而臭聞百
里黄帝火光昌於荆山尚有喬領之墓季主服雲
散以潛升猶頭足異處墨狄咽虹丹以投水甯生

服石腦而赴火務光翦韭以入清泠之淵柏成納氣而腸胃三腐諸如此比不可勝記微乎得道趣舍之迹無常矣南人即南真夫人也此諸仙人出諸傳記而事迹有參差不同者保命又云既適潛暢莫覺不真如此之指非真尸也

右四條有長史書

人死必視其形如生人皆尸解也視足不青皮不皺者亦尸解也要目光不毀無異生人亦尸解也頭髮盡脱而失形骨者皆尸解也白日尸解自是仙非尸解之例也

右一條甲手書寫

若其人蹔死適太陰權過三官者肉既灰爛血沉脉散者而猶五藏自生白骨如玉七魄營侍三魂守宅三光權息太神內閑或三十年二十年或十年三年隨意而出當生之時即更收血育肉生津或液復質成形乃勝於昔未死之容也真人鍊形於太陰易貌於三官者此之謂也

天帝曰太陰鍊身形勝服九轉丹形容端且嚴面色似靈雲上登太極闕受書為真人趙成子死後五六年後人晚山行見此死尸在石室中肉朽骨在又見腹中五藏自生如故液血纏裹於內

結絡於外
夫得道之士暫遊於太陰者太一守尸三魂營骨
七魄衛肉胎靈録氣
右三條是長史抄寫九真經後服五石
腴事
其用他藥得尸解非是用靈丸之化者皆不得反
故鄉三官執之也有死而更生者有頭斷已死乃
從一旁出者有未歛而失尸骸者有人形九在而
無復骨者有衣在形去者有髮脫而失形者白日
去謂之上尸解夜半去謂之下尸解向曉向暮之

陰府謂之地下主者也

右一條是掾抄寫劔經後論尸解事

真誥運題象第一篇下卷之第二

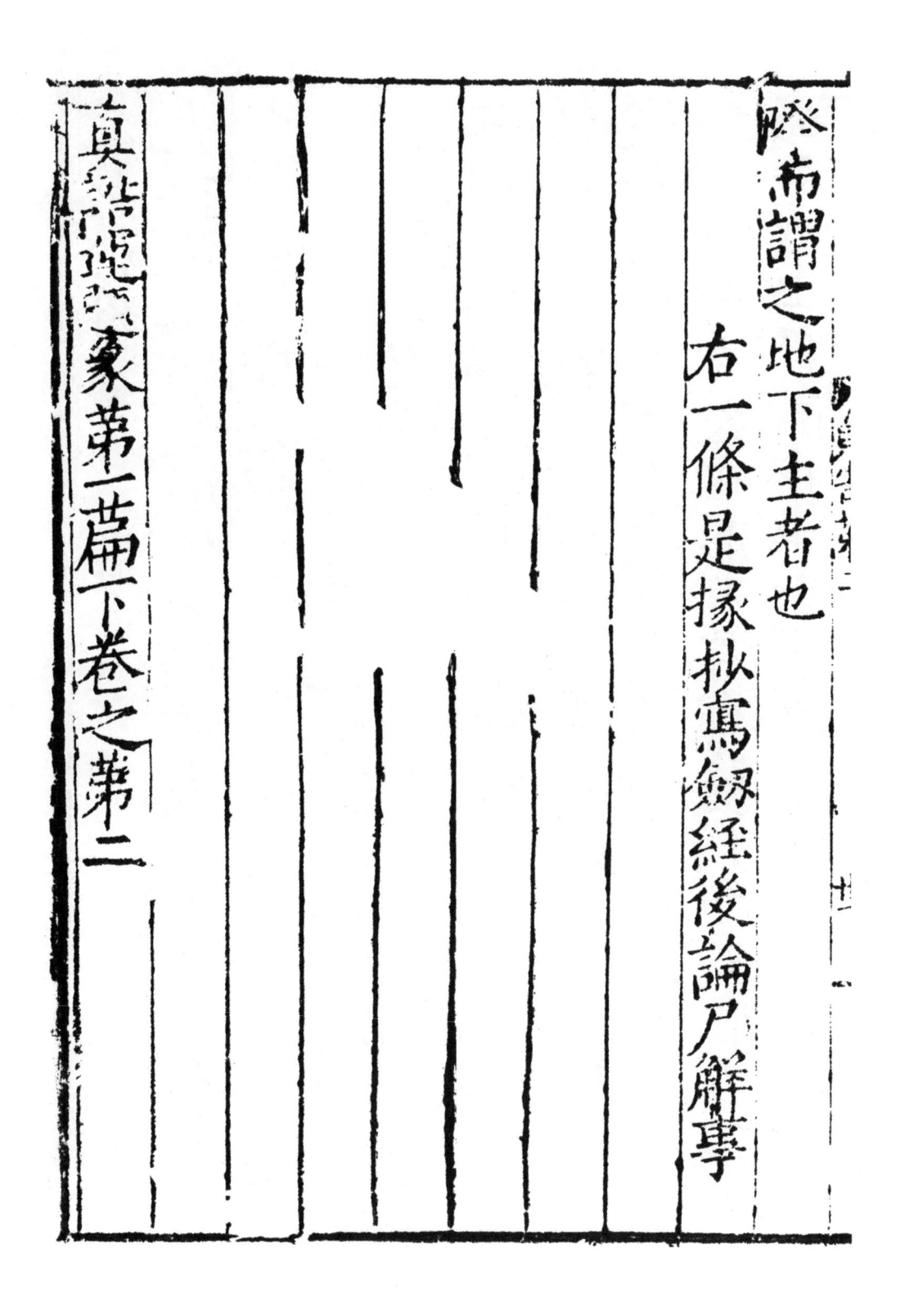

真誥甄命授第二篇上卷之三

華陽隱居陶弘景造

甄命授上

道授此有長史掾各寫一本題目如此不知當是道家舊書爲降楊時說其事皆悉與真經相符疑應是裴君所授所以爾者按說宝神經云道曰此後云我之所師南岳赤松子又旁中之事唯裴君少時授行耳真誥中有甚昔常恨此頗改之字耳此語亦似是清靈言故也

君曰道者混然是生元氣元氣成然後有太極太極則天地之父母道之奧也故道有大歸是爲素真故非道無以成真非真無以成道道不成其素安可見乎是以爲大歸也見而謂之妙成而謂之道用而謂之性性與道之體體好至道道使之然

也此說人体自然與道冥合所以天命謂性率性謂道修道謂教今以道教使性成真則同於道矣

君曰太上者道之子孫審道之本洞道之根是以為上清真人為老君之師此即謂太上高聖玉晨大道君也為太極左真人中央黃老君之師

君曰老君者太上之弟子也年七歲而知長生之要是以為太極真人

君曰太極有四真人老君處其左佩神虎之符帶流金之鈴執紫毛之節巾金精之巾行則扶華晨蓋乘三素之雲此二條事出九真中經即是論中央黃老君也黃老為太虛真人南岳赤君之師裴既師赤君所以崇其本始而陳其德位也

君曰道有八素真經太上之隱書也在世

君曰道有九真中經老君之秘言也在世

君曰道有太清上經變化七十四方

君曰道有除六天之文三天正法在世

君曰道有黄氣陽精藏天隱月

君曰道有三元布經道真之圖

君曰道有黄素神方四十四訣

君曰道有黄書赤界長生之要長史書本杜家更除此一行

君曰道有赤丹金精石景水母

君曰道有青要紫書金根衆文

君曰道有玉清真訣三九素語

君曰道有石精金光藏景録形在世

君曰道有丹景道精隱地八術

君曰道有白簡素籙得道之名

君曰道有紫度炎光夜照神燭

君曰此皆道之經也黃書杜家黵易此字為経方世多有者然亦是秘道之事矣天師取其名而布其化事旨大略猶同但每增廣其法耳此所云黃書赤界三一至消子所說黃赤內真者非今世中天師所演也

君曰仙道有飛步七元天經之經在世

君曰仙道有七變神法七轉之經

君曰仙道有大洞真經三十九篇在世

君曰仙道有大丹隱書八禀十決

君曰仙道有天關三圖七星移度

君曰仙道有九丹變化胎精中記

君曰仙道有九赤班符封山隧海

君曰仙道有金液神丹太極隱芝

君曰仙道有五行秘符呼魂召魄

君曰仙道有曲素決辭以招六天之鬼在世

君曰仙道有黄水月華服之化而為月

君曰仙道有徊水玉精服之化而為日

君曰仙道有鐶剛樹子服之化而為雲

君曰仙道有水陽青映服之化而為石

君曰仙道有赤樹白子服之化而為玉

君曰仙道有絳樹青實服之化爲黄金
君曰仙道有琅玕華丹服之化爲飛龍
右此十七條在靈書紫文中並琅玕丹
之所變化也
君曰仙道有九轉神丹服之化爲白鵠
在茅司命傳中
君曰仙道有天皇象符以合元氣亦在紫文中
君曰仙道有白羽紫蓋以遊五岳
君曰仙道有三皇内文以召天地神靈
世中雖有而非真本

君曰仙道有玉佩金鐺以登太極
君曰仙道有神虎之符以威六天
君曰仙道有流金之鈴以攝鬼神
君曰仙道有素奏丹符以召六甲
君曰仙道有金真玉光以映天下
君曰仙道有八景之輿以遊行上清
君曰仙道有飛行之羽以超虚躡空
君曰仙道有紫繡毛帔丹青飛帬
君曰仙道有白羽黑翮以翔八方
君曰仙道有翠羽華衣金鈴青帶

君曰仙道有曲晨飛蓋御之體自飛
在劒經中
君曰仙道有三十七種色之節以給仙人
君曰仙道之妙皆有方也能盡此道便為九宮真人不但登仙而已然道之多方各備則可知矣此蓋能為盡一條之道便得九宮真人若各各備之則為太極真人矣
君曰今子既至心學道當以道授子耳然學者皆有師我之所師南岳松子松子為太虛真人左仙公谷希子為右仙公昔太上以德教老子以得道松子以道授於我以得仙我之得道於松子今子

欲學道彼必試子試而不過是我之恥也今旣語子以得道之方又悟汝以試觀之法於此試而不過者亦子之愚也夫欲試之人皆意之所不悟情之所不及者而爲之子愼之哉

君曰仙道十二試皆過而授此經此十二事大試也皆太極真人臨見之可不愼哉

君曰昔中山劉偉道學仙在嶓冢山積十二年仙人試之以石重十萬斤一白髮懸之使偉道卧其下偉道顔無變色心安體悦卧在其下積十二年仙人數試之無所不至已皆悟之遂賜其神丹而

白日昇天（此應是淺時人）
君曰昔青烏公者身受明師之教審仙妙之理至於入華陰山中學道積四百七十一歲十二試之有三不過後服金汋而升太極太極道君以為試三不過但仙人而已不得為真人況俗意哉（青烏公似是彭祖弟子也）
君曰大洞之道至精至妙是無英守素真人之經其讀之者無不乘雲駕龍昔中央黃老君隱秘此經世不知之也子若知之秘而勿傳又昔周君兄弟三人並少而好道在於常山中積九十七年精

思無所不感忽然見老公頭首皓白三人知是大
神乃叩頭流血涕淚交運悲喜自搏就之請道公
乃出素書七卷以與誦之兄弟三人俱精讀之奄
有一白鹿在山邊二弟放書觀之周君讀書不廢
二弟還周君多其弟七過其二弟內意或云仙人
化作白鹿呼周視之周君不應周君誦之萬過二
弟誦得九千七百三十三過周君翻然飛仙二弟
取書誦之石室忽有石爆成火燒去書二人遂不
得仙今猶在常山中陸行五岳也子慎之哉
君曰昔在莊伯微漢時人也少時好長生道常以

日入時正西北向閉目握固想見崑崙積二十一年後服食入中山學道猶存此法當復十許年後閉目乃奄見崑崙存之不止遂見仙人仙人授以金汋之方遂以得道猶是精感道應使之然也非此術之妙也

君曰真人隱其道妙而露其醜形或衣敗身悴狀如癡人人欲學道作此試人卒不可識也不識則爲試不過汝恒當慎此也

昔漢初有四五小兒路上畫地戲一兒歌曰著青帬入天門揖金母拜木公到復是隱言也時人莫

知之唯張子房知之乃往拜之此乃東
童也所謂金母者西王母也木公者東王公也
人拜王公揖王母
君曰昔有傅先生者其少好道入焦山石室中積
七年而太極老君詣之與之木鑽使穿一石盤厚
五尺許云穿此盤便當得道其人乃晝夜穿之積
四十七年鑽盡石穿遂得神丹乃升太清為南岳
真人此有志之士也子其識之若有此試慎勿言
不能也
君曰昔有黄觀子者亦少好道家奉佛道朝朝朝

拜叩頭求乞長生如此積四十九年後遂服食
焦山太極真人百四十事試之皆過遂服金丹而
詠大洞真經今補仙官為太極左仙卿有至志者
也非佛所能致其中寸定矣此說乃傳會真奉佛事亦同
君曰昔毛伯道劉道恭謝稚堅張兆期皆後漢時
人也學道在王屋山中積四十餘年共合神丹毛
伯道先服之而死道恭服之又死謝稚堅張兆期
見之如此不敢服之並捐山而歸去後見伯道道
恭行在山上二人悲愕遂就請道與之茯苓持行
方服之皆已數百歲今猶在山中遊行五岳此人

知神丹之得道而不悟試在其中故但陸仙耳

復登天冀也謝稚堅有三處出一云月葛玄稱附一云在鹿迹洞中一即是此未詳為是一人當同姓名耳

君曰晉初有真人郭聲子在洛市中作卜師時劉

石張臧四姓並欲學道常自歎云不遇明師明師

出而已不覺皆為試不過皆無所得也常當慎此

有異不覺便為試不過也人有學道之心天網踈

而不失皆並試人汝深思此意慎之也

君曰昔閭成子少好長生好學道四十餘年後入

荊山中積七十餘歲為荊山山神所試成子謂是

真人拜而求道而為大蛇所噬殆至於死賴悟之

遠而存太上想七星以却之因而得免後復為邪鬼所感失其左目遂不得道而絕山中子當慎此之試恒存於師也猶是戍子用志不專頗有鄙心故也

君曰黃子陽者魏人也少知長生之妙學道在博落山中九十餘年但食桃皮飲石中黃水後逢司馬季主季主以導仙八方與之遂以度世此六國時人非後漢世也

君曰有劉奉林者是周時人學道在嵩高山積四百年三合神丹為邪物所敗乃行徙入委羽之山能閉氣三日不息於今千餘年矣猶未升仙猶是

試[?]不過道數未足故也此人但服黄蓮以得不死耳不能有所役使也

君曰昔高丘子殷人也亦好道入六景山積五百二十餘歳但讀黄素道經服餌朮後合鴻丹以得陸仙遊行五岳二百餘年後得金液以升太清也今爲中岳真人此説與劒經序亦略同

君曰爲道當令三關恒調是根精固骨之道也三關者口爲心關足爲地關手爲人關謂之三關三關調則五藏安五藏安則舉身無病昔趙叔期學道在王屋山中時時出民間聞有能卜者在市閭

中叔期往見之因語叔期曰欲入天門調三關存朱衣正崑崙叔期知是神人因拜叩頭就請要決因以一卷書與之是胎精中記拜受此書入山誦之後合神丹而升天此皆前事之徵著後當識此言三關當與黃庭同並有說而無法

君曰當存五神於體五神者謂兩手兩足頭是也頭想恒青兩手恒赤兩足恒白者則去仙近矣昔徐季道學道在鵠鳴山中亦時時出民間忽見一人著皮袴練褶拄桃杖杖逢季道季道不覺之數數非一季道乃悟而拜謝之因語季道曰欲學道

者當中天青咏大曆蹋雙白徊二赤此五神之事也其語隱也大曆三皇文是也此即太素五神事也別有經法

君曰欲使心正常以日出三丈錯手著兩肩上以日當心心中聞暖則心正矣常能行之佳昔有姜伯真者學在猛山中行道採藥奄值仙人仙人使平倚日中其影偏仙人曰子知仙道之貴而篤志學之而不知心不正之爲失因教之如此後遂得道定錄目許先生云姜伯真之徒不知即此姜不

君曰常以夜半時去枕平卧握固放體氣調而微者身神具矣如有不具便速起燒香平坐閉目握

圓兩膝上心存體神使兩目中有白氣如鷄子大在目前則復故也五日一行之此即二十四神中事也君曰食草木之藥不知房中之法及行氣導引服藥無益也終不得道若至志感靈所存必至者亦不須草藥之益也若但知行房中導引行氣不知神丹之法亦不得仙也若得金汋神丹不須其他術也立便仙矣若得大洞真經者復不須金丹之道也讀之萬過畢便仙也房中之術導引行氣世自有經不復一二說之此謂徒服藥存修而交接之事不絕亦不得長生非言都不爲者若都不爲止服藥皆能得仙經曰得道者皆隱穀蟲之法而見三尸之術夫穀蟲

死則三尸詰三尸枯自然落矣殺穀蟲自有別方得者秘之此即蘇傳中所神丸方也其餘雜法皆不及此也

君曰人生有骨録必有篤志道使之然若如青先生谷希子南岳松子長里先生墨羽之徒皆爲太極真人所有或爲太上天帝所念者與雲駕龍以迎之故不學道而仙道自來也過此以下皆須篤志也按此諸人學道皆有事迹並經辛勤而云不學自得其義未了墨羽雖是墨翟亦或是木羽也

君曰然則學道者有九患皆人之大病若審患病則仙不遠也患人有志無時有時無友有友無志有志不遇其師遇師不覺覺師不懃懃不守道或

志不固固不能久皆人之九患也人少而好道守固一心水火不能懼其心榮華不能惑其志修真抱素久則遇師不患無也如此則不須友而成亦不須感而動也此學仙之廣要言也汝當思此

君曰夫喜怒損志哀感損性榮華惑德陰陽竭精皆學道之大忌仙法之所疾也雖還精胎息僅而補之內虛已徹猶非本真莫若知而不爲爲而不散此仙之要道生之本業也

君曰欲得延年當洗面精心日出二丈正面向之口吐死氣鼻噏日精須鼻得嚏便止是爲氣通亦

以補精復胎長生之方也

君曰食慎勿使多多則生病飽慎便卧卧則心蕩心蕩多失性食多生病生病則藥不行欲學道者慎此未服食時也

君曰式規之法使人目明久而徹視常以甲子之旬取東流清水合真丹以洗目日向清明平旦二七過常行之佳此事亦出二十四神中彼謂之拂童而用庚午日中時也

君曰欲爲道者目想日月耳響師聲口恒吐死氣取生氣體象五星行恒如躡空心存思長生慎笑節語常思其形要道也

君曰七五之法常當存之五者在身七者在經

君曰世有下土惡强之鬼多作婦女以感試人若有此者便閉氣思天關之中衡輔之星具身神正顏色定志意熟視其規中珠子濁不明者則鬼試也知鬼試則思七星在面前亦可在頭上以却之若規中方明者仙道人也悟者便拜之不悟為試不遇若遇邪而謂真人亦是不遇之例也子慎之焉邪真相乱此最試之難者

君曰飲食不可卒斷但當漸減之耳十日令減一升則半年便斷矣斷穀自有方世多有者不復重

説之世人之食桃檔以補身不知桃皮之勝也桃皮別自有方

君曰斷穀入山當煮食白石昔白石子者以石為粮故世號曰白石生此至人也今為東府左仙卿煮白石自有方也白石之方白石生所造也又善太素傳所謂白石有精是為白石生也此方在世

君曰太素傳者道書也學此應奉太上老君上清皇人此皓然虛映景中之道非仙之道也老子所謂谷神是也

君曰王屋山仙之別天所謂陽臺是也諸始得道

者皆詣陽臺陽臺是清虛之宫也欲入山者此山難尚也下生鮑濟之水水中有石精得而服之可長生此山在河内沁水縣即沁水所出之源也

君曰大洞者神州是也神州別有三山三山有七宫七宫有七變朝化為金日中化為銀暮化為銅夜化為光或化為山或化為水或化為石謂之七變七變有七經七經有二十一玉童隨此青故曰大洞真經讀之萬過便仙此仙道之至經也

君曰閬野者閬風之府是也崑崙上有九府是為九宫太極為太宫也諸仙人俱是九宫之官遼謂應竹遼

字耳至於真人乃九宮之公卿大夫仙官有上各有次秩仙有左右府而有左右公左右卿左右大夫左右御史也明大洞為仙卿服金丹為大夫服衆芝為御史若得太極隱芝服之便為左右仙公及真人矣

君曰有尸解乃過者乃有數種並是仙之數也尸解之仙不得御華蓋乘飛龍登太極遊九宮也此謂自然得尸解為地下主者之類耳非云託化遁變之例也

君曰陽丹九轉世人皆有此術不復說之此謂房中之事耳陽丹或應作陰丹

君曰在人間學生唯當服藥子不斷穀則大洞未可得聞斷穀之法世自有方

君曰吾欲說仙之妙論道之變化子必秘之慎識吾言也當謂後二條事

君曰昔有郭崇子者殷時人也彭真人之弟子嘗兄弟四人俱行爲惡人所擊傷其左臂三弟大怒欲取治之崇子曰無用咲而各去此人後仕宦而崇子譬致之數數非一此人乃往謝之而猶譽不止其人曰我惡人也不可以受君子之施乃自殺後崇子得道太極真人以爲有殺人之過不得爲

真人（此蓋先晉之遇尚招其解況爲今世當亦多有類此者故以爲戒）范零子少好仙道如此積年後遇司馬季主季主將入常山中積七年入石室東北角有石牖（此作之鹽反音即是大巖也或可是石牖）季主出行則語之曰慎勿開此如此數數非一零子忽發視下見其家父母大小近而不遠乃悲思季主來還乃遣之歸後復取之復使守一銅櫃又使勿發零子復發之如前見其家季主遣之遂不得道（此事乃入不可思議之境然每當依此爾類慎之）

積功滿千雖有過故得仙功滿三百而過不足相補者子仙功滿二百者孫仙子無過又無功德藉先人功德便得仙所謂先人餘慶其無志多過者

可得富貴仙不可冀也此一條功過之標格也可不勉乎

右道授卷訖此

右一卷有長史書又掾書

紫微夫人此有掾書兩本雖曰术叙其實多原大略極論似乎不自書意並紫微才豐清以勤言思逸牽引始末恒超理外其

服朮叙後所鑒言深明黃赤之致也

夫長齊浩元洞冥幽始八氣靡渾靈闢未理者則獨坦觀於空漠任天適以虛峙於是淳音微唱和風合起二明鑒暉霄翳無待也擁萌肇於未剖塞萬源於機上含生反真觸類蔵初爰可晒萬歲以為天頤嬰扎而長和耳何事體造靈神之冥鄉心

研殊方之假外哉自形無得真之具器無任真之用者誠宜步天元之妙攡推萬精以極妙尋九緯以挺生覩晨景之迴照仰觀煙氣則靈雲纏虛俯聑六律則八風肅感太無發洞冥之嚮圓曜有映空之暉於是紫霞靄秀波激岳頹浮煙龍蒙清景遁飛五行發害四節交擲金土相親水火結隙林卉停偃百川開塞洪電縱橫而响沸雷震東西而拆裂天屯見矣化為陽九之災地否閟矣乃為百六之會亢悔載窮於乾極覩羣龍獲爾流血乎坤野爾乃吉凶互衝衆亦災咎屢坦道者將幽人貞

吉居肥遯者亦無往不利冒嶮巇也行必與尸涉
於東壯則喪朋而悔至茍大川之不利明坎井之
沈零矣此皆人失其真物乖我和遊競萬端神鬼
用謀容使天地無常以百姓為心於是太上真人
愍萬流之皷動開冥津以悟賢遂爾導達百變攝
生理具居福德者常全處危害者彫折御六氣者
定壽服靈芝者神逸奇方上術演於清虛之奥金
簡玉札撰於委羽之臺窈冥神唱真暉合離歌其
章則控晨太微用其道則揚輪九陔軒盖於流霞
之陣眷眄於文昌之台或爐轉丹砂之幽精粉錬

金碧之紫漿琅玕鬱勃以流華八瓊雲煥而飛揚絳液迴波龍胎隱鳴虎沫鳳腦雲琅玉霜太極月醴三鐶靈剽若以刀圭奏矣神羽翼張乃披空同之上文煒燁元始之室瓊音琅書發乎三玄之宮寶紋紆三元之贈蘂珮發丹林之房上帝獻紫軿之重躍太真錫流金之火鈴神童啓輮九鳳齊鳴天籟駭虛晨鍾零鏗竦身抑旋八景浮空龍輿虎旂遊翱八方上造常陽之絶抄下寢倒景之蘭堂月妃祭駟日華照容靈姬抱衾香煙溢窻顩眄而圓羅邈矣何九萬之足稱哉然後知高仙之道蓋

上尋靈之涂徹妙服御之致合神吉凶之用頓顯
也自非無英公子黄老玉書大洞真經三十九章
豁落七元太上隱玄者莫有羣偶於此術矣復有
體神精思實鍊明堂朝適六靈使五藏生華守閑
元關内存九真三炁運液而灌溉丹田亦其次也
夫丹誠而疏瀹者亦奚用東隣之太牢哉乃可加
以五雲水桂木根黄精南燭陽草東石空青松相
脂實巨勝茯苓並養生之具將可以長年矣吾又
側察草木之勝負有速益於己者並未及术勢之
多驗乎且頃以来殺氣蔽天惡煙彌景邪魔横起

百疾雜臻或風寒關結或流腫種痾不期而禍湊
意外而病生者比日而来集也夫术氣則式遏鬼
津吐煙則鎮折邪節強内攝魂益血生腦逐惡致
真守精衛命養其餌則靈柔四敷榮輸輕盈服其
充散則百病瘳除五藏含液所以長遠視久而更
明也古人名之為山精之卉山薑之精太上道仙
銘曰子欲長生當服山精子欲輕翔當服山薑此
之謂也我非謂諸物皆當滅术為益也且术氣之
用是令時所要末世多疾宜當服御耳夫道雖内
足猶畏外事之禍形有外充者亦或中崩之斃張

單偏致殆可鑒乎术一可以長生永壽二可以却
萬魔之枉疾我見山林隱逸得服此道千年八百
比肩於五岳矣人多書傾不能復一二記示之耳
令撰服术數方以悟密尚若必信用療無横暴之
災既及太平則四氣合融天緯荐生災煙消滅五
毒匿形二辰恒察萬物自成於是時任子所運而
御亦無復夭傾也令所言术欲令有心取服遏此
災痾耳又頃者末學互相擾競多用混成及黄書
赤界之法此誠有生和合二象匹對之真要也若
以道交接解脱網羅推會六合行諸節氣却災消

患結精寳胎上使腦神不虧下令三田充溢進退得度而禍除經緯相應而常康敵人執轡而不失六軍長驅而全返者乃有其益亦非仙家之盛事也嗚呼危哉此雖相生之術俱度之法然有似騁氷車而涉乎炎州泛火舟以浪於溺津矣自非真正亦失者萬萬或違戾天文讃害嫉妬靈根鬱塞否泰用隔犯誓愆盟得罪三官或構怨連禍王師傷敗或坑降殺服流血膏野或馬力已竭而求之不已若遂深入壯塞而不御者亦必絕命於匈奴之刃劍乎將身死於外而家誅於內也可不慎哉

可不慎哉我見諸如此等少有獲益徒有求生之
妄作常歎息於生生矣豈若守丹真於絳宮朝元
神於泥丸保津液而不虧閉幽術於命門餌靈朮
以頤生漱華泉於清川研玄妙之秘訣誦太上之
隱篇於是高栖于峯峬並金石而論年耶諸侯安
得而友帝王不得而臣也遠風塵之五濁常清淨
以期有[illegible]哉悠哉聊樂我云按此後應有求方相進而二本並无乃別有掾書三方似即是此法今撰取在第三

右一條有掾書兩本一黃牋一碧牋

方諸青童見告曰人為道亦苦不為道亦苦惟人

自生至老自老至病護身至死其苦無量心惱積
罪生死不絶其苦難説況多不終其天年之老哉
為道亦苦者清淨存其真守玄思其靈尋師轗軻
履試數百懃心不墮用志堅審亦苦之至也視諸
侯之位如過客視金玉之寶如礫石視紈綺如弊
帛者始可謂能問道耳

方諸青童君曰人之為道能拔愛欲之根者譬如
掇懸珠一一掇之會有盡時稍去外惡會有盡時
盡則得道矣又近喻牛負重行泥中疲極不敢左
右顧趣欲離泥以蘇息道士視情慾甚於彼泥中

直心念道可免衆苦亦得道矣謹按上楊郗元降授事，唯有此二吾及歌詩一首恐未必是楊君親所譜受記也

西城王君告曰夫人離三惡道得爲人難也既得爲人去女爲男難也既得爲男六情四體完具難也六情既具得生中國難也既處中國值有道父母國君難也既得值有道之君生學道之家有慈仁善心難也善心既發信道德長生者難也既信道德長生值太平壬辰之運爲難也可不勗哉三惡道者[illegible]作[illegible]得作爲[illegible]之[illegible]語也

太上問道人曰人命在幾日間或對曰在數日之

閒太上曰子未能為道或對曰人命在飯食之間太上曰子去矣未謂為道或對曰在呼吸之間太上曰善哉可謂為道者矣吾昔聞此言今以告子子善學道庶可勉此呼吸弟子雖去吾教（謂應作孜字校猶差懸也）千萬里心存吾戒必得道矣研玉經寶書必得仙也處吾左側者意在邪行終不得道也人之為道讀道經行道事者譬若食蜜遍口皆甜六腑皆美而有餘味能行如此者得道矣（上宰赤元降楊君筆有此及服日月芒事耳）

太虛真人南岳赤君告曰人有衆過而不自悔頓止其心罪來歸已如川歸海日成深廣耳有惡知

非悔過從善罪滅善積亦得道也夫人遇我以禍者當以福往是故福德之氣恒生於此害氣重殃還在於彼此學道之行也

又告曰惡人害賢猶仰天而唾唾不汚天還汚己刑（凡刑字皆應作形）逆風揚塵塵不汚彼還灌其身道不可毀禍必滅己

太虛真人曰飯凡人百不如飯一善人飯善人千不如飯一學道者寒栖山林者益當以為意（赤君亦允後別撰事）

紫元夫人告曰天下有五難貧窮惠施難也豪富學道難也制命不死難也得見洞經難也生値壬

長後聖世難也

我昔問太上何緣得識宿命太上荅曰道德無形知之無益要當守志行道譬如磨鏡垢去明存即自見形斷六情守空淨亦見道之真亦知宿命矣

又曰念道行道信道遂得信根其福無量也

紫微夫人告曰為道者譬彼持火入冥室中其冥即滅而明獨存學道存正愚癡即滅而正常存也

則色之於己也譬彼小兒貪刀刃之蜜其甜不足以美口亦即有截舌之患

玄清夫人告曰夫人係於妻子室宅之患甚於牢

獄桎梏牢獄桎梏會有原赦而妻子情慾雖有虎口之禍（有此一異手寫本无此十九字恐是脫漏）已猶甘心投焉其罪無赦情累於人也猶執炬火逆風行也愚者不釋炬火必燒手貪慾恚怒愚癡之毒（又缺此十五字於辞有不應亦貪嗔癡所謂三毒）處人身中不早以道除斯禍者必有危殆愚癡者火燒手之謂也爲道者猶木在水尋流而行亦不在觸岸亦不右觸岸不爲人所取不爲鬼神所遮又不腐敗吾保其入海矣人爲道不爲穢慾所惑不爲衆邪所誑精進不疑吾保其得道矣

南極夫人曰人從愛生憂憂生則有畏無愛即無

憂無憂憂則無畏昔有一人夜誦經甚悲悲至意感忽有懷歸之哀太上真人忽作凡人往往問之子甞彈琴耶荅曰在家時甞彈之真人曰絃緩何如荅曰不鳴不悲又問絃急何如荅曰聲絶而傷悲又問緩急得中如何荅曰衆音和合八音妙奏矣真人曰學道亦然執心調適亦如彈琴道可得矣

愛慾之大者莫大於色其罪無外其事無赦賴其有一若復有二普天之民莫能為道者也夫學道者行陰德莫大於施恵解救志莫大於守身奉道其福甚大其生甚固矣

有人惡我者我不納惡惡自歸已將禍而歸身中
猶景字謂應作影響之隨形聲矣

右衆靈教戒所言

按此三男真二女真並高真之尊貴者降集甚希
恐此是諸降者叙說其事猶如秋分日瑶臺四君
吟耳非必親受楊君也

三見易遷爾云可待要乃起東山屋舍且可籬護
之耳問其故未見荅問衆靈云我或爾耶未詳此
意故欲識之此一條楊君自記是論長史事

歘遊心山澤託景仙真者靈氣將慇子之遠樂山

神精欣学之向化是故百疾不能千百邪不得犯
屢燒香左右者令人魂魄正而恒聞芳風之氣久
久乃覺之耳覺之則入道入道則得仙得仙則成
真從前卷有待歌詩十篇接成來至此凡八紙並更手界紙書背後截半行書字即是楊書淨勑天地行此前嘗並有楊書後人更寫別續之耳所以前脫二十四字楊所書今未知何在
靜觀天地念飛仙靜觀山川念飛仙靜觀萬物念
覆載慈心常執心如此得道也人生者如幻化耳
寄寓天地閒少許時耳若攝氣營神苦辛注真將
得久道道成則同與天地共寓在太無中矣若洞
虛體無則與太無共寄寓在寂寂中矣能洞寂者
則視之不見聽之不聞死生之根易解久長之年

易尋尋之可得解之可久
夫可久於其道者養生也常可與久遊者納氣也
氣全則生存然後能養至養至則合真然後能久
登生氣之二域望養全之寂寂視萬物玄黃盡假
寄耳豈可不勲之哉氣全則辟鬼邪養全則辟百
害入軍不逢甲兵山行不觸虎兕此之謂矣
學道之心常如憶朝食未有不得之者也惜氣常
如惜面目未有不全者也然面目亦有毀壞者猶
氣亦有喪失嬰人之所惜常在於面目慮有犯穢
[illegible]及四支耳若使惜氣常為一身之先急吾少見

其枯悴矣（按此所云氣蓋是房中精氣之氣非呼吸之氣）人隨俗要求華名譬若燒香衆人皆聞其芳然不知薰以自燔燔盡則氣滅名立則身絶是故高人陋而遠之遂爲清淨生之爲物譬日月天地此四象正與生生爲對失生則四象亦滅非四象之滅生滅之也若使長生則四象常存非四象之常存我能常生故也常生亦能生於無景何四象之足計哉災遘禍生形壞氣亡起何等事耶似由多言而不守一多端而期苟免耳是以玄巢頹枝以墜落百勝喪於一敗矣惜乎適仙之才安可爲豎子

致弊也堅子致弊蓋爲膏肓之患不除借取晉景公之夢不爾則是別有小兒事也

南岳夫人所言

鴻鷟對南旅以遐扇揚翮在於十百之野彼鳥自謂足矣然鶡鳩歎其眇邈大鵬哂鴻舉之指字錯應作旨尺耳苟安其安而是非自足故三鳥不相與議焉何譏之乎

紫微言

右八條並楊書

古之至人獨秉靈一之符玄覽委順之化明坦途而合變捫冥樞以齊物故自然之表則存之而不

論域領之内則論之而不議矣昔玄風泯絶埃
彌氛弘猷淪喪浇僞滋起馳騁之徒替真於崖岔
之外躁競之羣饕利於形名之肆擅智生流蕩之
患希求致矜伐之累非常適於所適離至當於非
當矣名身孰親道家良鐵謂應作箴字履淹者守一之至
戒良可歎息

六月八日夜保命告許長史

知以無涯傷性心以欲惡蕩真豈若守根浄冲栖
研三神所以彌貫萬物而玄同鏡寂泯然與泥丸
為一而内外均福也可示虎牙

南岳夫人言

促催進散不可令河上有事散似是水散河上水官也

保命言

不修道德及學道無成則聳功之徒不相逮也自頃未見有日進之人矣學志故自少也此之德本忠孝者若不孝則非伏所下鬼猶下解去者鬼師耳不必是祀宫之鬼也至中賴故以爲戒徒攝上道而不懃者故下鬼耳亦云如此在官無事夷真内鍊紛錯不識其聰明争競不交於胷心者此道士之在官也

秀玄栖標者雖山河崩潰而不眄志道存真者雖寒熱飢渴猶不護此一往之至也精散入虚魂遊

萬淦或因飈以投間或挑蜩以結痾將一切撥之而勿耳矣昔之道非今道也靈覺苟殊百隟其如予何章聞之亦足以檢㯷矣

右九條並楊書

夫真着都無情慾之感男女之想也若丹白存於胷中則真感不應靈女上尊不降矣縱有得者不過在於主者耳陰氣之接永不可以循至道也吾昔常恨此頹敗之速耳所以真道不可對求要言不可偶聽也有匹則不真外併則真假真假之迹斷可見也

此一條應是裴君言其書

哭者亦趣死之音哀者乃朽骨之大患恐吾子未悟之相爲憂耳極哀者則注氣相及其子雖善於爾〻曹當索張者何

定録君所戒

右一條楊書後被劖不盡

穆惶恐言逢遇玄運得闡宗告每事將順啓悟胷心仁蔭纏綿仰感罔極至於始終之分天然定理樂生惡亡人情常感哭泣之哀奔臨之制内以叙情外以順禮賢㢘所守莫之虧也穆内雖修道外

[illegible]俗徒未能披褐山栖帶索獨往不得不叙順情
禮允帖内外一旦違之旣恩情未忍亦懼傷之者
至矣
夫人之言宛而附情弘道長教可謂遠矣輙當奉
遵告救使哀不至傷哭不過慟栖道任適不敢有
違謹白此是荅右英書本今闕所授事非謂前中君所告趣死之旨者而亦應相關涉也

右一條掾爲書

真誥甄命授第二篇上卷之第三

真誥甄命授篇第二下卷之第四

華陽隱居陶弘景造

甄命授下

體已此一字後人益標高運味玄坦真呼引景曜凝靜六神煥領八明委順雲根實鍊三度養液和魂假使衝風繁激將不能伐我之正性也絶飈勃藹焉能迴已之清淳耶爾乃空沖自吟虛心待神營攝百絶栖澄至真當使憂累靡干於玄宅哀念莫擾於絳津也淡泊砂觀頤景共歡於是至樂自鎗零聞於兩耳雲敖虛彈乎空軒也口挹香風眼接三雲俯

仰四運日得成真視眄所涯皆已合神矣夫真人之得真每從是而獲耳不真而強真亦於此而顛躓也復使愆痾塡籍憂哀塞抱經營常累憑惜外道和適聾聽求心俗老忽發哀音之兮沍（此作奚胡音猶今小兒啼不止謂為咳哌也）長悼死没以悲逝必精滅神離三魂隕氣邪運空間魄告魍魎來我虛陣造遘百祟何可握生道以奔於死房陶靈風而踐於尸室擲已吉象投之凶穢乎已聞高勝而故由豫屢覩明科而未釋疑遂羅滲上章使臭染隱書四極擊鼓三官尋針誓信云何而忘太初於焉而遊神虎奮爪毒龍妙

牙八方誠曠遏（謂應作咼字）處而逃身謝之後方悟清傃之可羡言者之不虛矣且哀聲亂真干忤正氣明吾胡不常處福鄉於此振衣而歸室乎正月十一日夜安妃告（此一條是寅年正月九華告楊君相戒銷之事於南真後復有所論也楊書）

真人歸心於一正道氣標任於永信心歸則正神和信順則利貞兆此自然之感對初無假於兩際也夫惑生是非嫌講疑似潛滯於中抱闇心裏外握察觀之氣內有緼結之晒遺初覺於是始乖玄梯而密猜者有如此徒我見其敗未見其立矣蓋有懷而懼者豈獨一人哉二月三十日夜南岳夫

人告許長史可以示同氣而隋惑者（此是論長史令說與掾君勿疑之事也掾書）故望洪濤之暨天則知其不起乎涔池之中矣觀玄翰之汪濊則知其不出乎章句之徒也（紫微誥）衆藻集而龍章成羣聲會而雲韶諧辛酸備則嘉味和耳（中候夫人答此二辭乃出抱朴子外篇傳稱中後復有此例當是衆真借取以壁喻用之猶如所稱周易毛詩中語耳）彼人何如梁伯鸞乎（中候言彼人當是指長史也）梁氏德狹也此子蕭條氣遠甚矣夫岳隮萬畝者必出峻極之嶺滔天振岑者必發板桐之源洪哉積陰德之賢有似邪人也（此紫微答邪即邪國此用大王也自謂）（下至板桐之源亦是傳稱中語唯改襄陵作振岑）彼愈壯而聰明愈開（右英言）聰者貴於理道音於千載之外而得與亡之迹矣逸騁逍遙於

太荒之表故無羈絡之憂靈羽振翅於玄圖之岑以遺羅絙之患何其識吉凶哉保命仙人答此條條悟諭兩緒合爲今語而陳機并作羅絡靈鶴作靈羽罩羅作羅緼作絙尋飛絶影之足而不能騁逸於呂梁凌波泳淵之鷟而不得陟峻攀危彼子誠可才異也安能內攝哉輔機者欲仁人也德欲茂矣繁林蓊薈則羽族雲萃玄淵浩汗則鱗羣競赴若其宅心者衆將何事於近紫微言

右八條楊書又有掾寫

有道者皆當深研靈奧栖心事外但思味勤篤糟粕餘物亦足自了耳桐栢真人言夫清淨未若東山養真

未若幽林栖形景而虛上遠風塵之網纏於是榮辱之羅何足以羈至士耶右二條掾書

夫金玉山積猶非我也肱篋之擔往矣猶非己也榮冕之盛陳矣猶非貴也采艷之芬華矣猶非真也餘消而蕩之則淫忿之心亡也鄙滯之門閉矣尚真之覺漸也千字謂應作陌之情見矣如其不爾四者皆成內賊之害外為驊挽之患患之不去忿之不散無所復營措於其間矣亦無事趣當爾也戒長史也

此二字本朱書異應是右英夫人言也為道者實有勤苦斯人也可謂必得之矣右二條[illegible]史掾書

夫學道者當得專道注真情無散念撥審後保沖自寂然如密有所觀淵然如潛有所得專專似臨深谷戰戰如履於氷炭始得道之門耳猶未得道之室也所謂為難者學道也所謂為易者學道也寂玄沉味保和天真注神栖靈躭研六府惜精閉牝無視無聽此道之易也即是不能行此者所以為難許侯研之哉斧子瑩之哉右右英所道令跡被君勤有謂應其筆者有[illegible]福香多也隋作情

守之者禍敗積矣范帥言不知道誰應泉兒師范強也

右二條有掾書

昔因華氏累白書敬靈道高邈音響宜絶仰瞻九

霄注心罔墜矜逮不遺特蒙酬告雲華斐暢圭音
粲發誘道恂恂啓悟丹至披覽欣欣五情悦懌某
忝好有年未獲（缺失二字別本作測遂）恭稟幽晦始覩天日
靈真（此缺失一字別本作徽學疑非）請訓誨交湊剋己補過思釋鄙滯
夙興勤惕悟寤自厲庶幾積誠卒獲徽感玄運既
會奉覲有期想（疑長此一字）良為（缺失二字別本作近仰）生染迷俗
沉溺塵昧不逹上真謂道盡此決欲習性以靜之
損（缺失一字四字未審）以實之非為色欲（缺失一字）多而患在難
（缺失一字）至於水火之戒冰炭之喻朗然照豁敬擧清規
務損之又損之（謂應是以字）至於死灰也歎覺悟之不

早恨知機之將晚用火之言其旨頗微思之觸類
良追悒悚

昔憑賴華氏每輙獎勸願其有成得見陶冶而躭
味華競蹈道不篤恒欲與共清閑使意盡言苦而
已趣向不同密言難遇然喁喁之懷要欲獻其丹
欵矣不審故可復有冀不（此二書長史荅先因通華僑意仍酬前書而又言用火之言此授令闕）

右二條ム書

茅小君𢦏五月中失日有言云華僑漏泄天文妄
說虛無乃令華家父子被考於水官

華僑之失道由華騎之佞亂破壞其志念華園華

西姑者三官因之以試觀試遂不過僑於是得有死罪故名簡早削奪尋輸頭皮於水官也

可密尋彼家有此人名不是誰者此前並是酬問華氏事不知是今年丑年耳

許朝者枲殺新野郡功曹張煥之又枉煞求龍馬此人皆看尋際會此告訴水官水官逼許斗使還其丘墳伺察家門當衰之子欲以塞對解逼示彼訟者耳是斗七月七日其應至矣君自受命當能治滅萬鬼羅制千神且欲視君之用手耳欲令無他者宜以此日詣斗墓叱攝煥等制敕左官使更求考代襲滅爭源也可勿宣此當言我假威於君

矣不知君宜往試攝滅之耳滅鬼之迹事中整應

爾六月十六日夜小君授書此此令楊君為長史家掃道家訟也許朝先為南陽郡故得殺新野人而此三人乖不出周紛諸先生中當是四十三條限也斗為仙品而猶被水官之逼者是殺脈中殃𣦸尚相關涉故也紙三百酹鬼師王延近報録昔以杵宗會有功油三斗酹鬼師傳晃近與功曹使者合勢威懾鬼形使不得暴青絹三十尺酹鬼師范強近執戮百惡滅訟散禍有力銀叉三枚酹鬼師深衛近防護疾者招魂安神使家訟不行有殊功

右四條詭以六月十三日小茅君假作

玉斧之形

以夢告於虎牙使令夫婦明輸此四種詭以酬四帥之御鬼者何以不復憶此可餘問餘問謂今身同勿忿耳非但此四鬼帥本亦道家之祭酒也得下解法受書為鬼師耳既有酬詭後長為已用心也所以夢假

於玉斧之形者虎牙魂魄未得通接仙真故也玉斧清凈藻潔久齋濯魄心近於仙故假象以通夢也通夢而猶不悟可謂信之不篤或悟而忘其詭可謂篤而不思

夫詭誓者悉皆受命密交慎不可令人知外書云我聞有命不可以示人乎毛詩楊之水篇云我聞有命不可以告人當謂此也

六月三十日夜小君授書令密示之

真司科云有用力於百鬼騁帥御於天威者宜須此詭地下主者解下道之文官地下鬼帥解下道之武官文解一百四十年一進武解二百八十年

一進武解下解之下者也夫心動於事慾煎味於

清正華目以隨世而畏死以希仙者皆多作武解

也（此武解之目世中諸人多有相類）宜服五飲丸去水注之氣可急合不

但治疾而已亦以住白而有氣色也

六月二十三日夜南岳夫人告（長史素患淡飲此來疾動故告）

（此告五飲丸即是世中耕耳）

精合五飲丸當大得力且可自靜息乎（范安遠所言）語許

長史無所憂不煩此詭可還之（右保命君語許侯勿憂蒯伯之詭且還之）

右右英夫人語

小君曰我二人忠兵恐宜詭謝獻以體上之密實

不爾小子後不肯復爲爾用力也許厚之徒也許

犯子所賴在其糸許牙所賴在其父任事不可忘

也惡事不可忘也又爲實密闢達機密銀亦爲次

實也其今多情彌精耳後勿復數爾勞損其神

右小茅君喚所言

許賊者戴石子之女也爲讎家薛世等所殺又世

殺賊抱小兒阿寧賊今在水官與兒相隨骸骨流

漂亦訟在三官求對考今生人也寧見殺時頭先

悉瘡瘡流面目檢譜不見戴賊覔婦又子盟名也

七月二日夜小君勝書

其夕長史亦得夢此夢字於真誥多如此

死生之機得失之會蓋更切耳何不遠存玄味貌

虛標流乎求之近應應愈賒也此亦入失之路耳

想體尚高韻不細求之於毫末矣

七月二十六日夜紫微夫人授作令與

許長史右從八月五日來凡十八條楊書

七月二十七日鴉中許主簿華侯當入

静中爾時無復所有爲防未然耳

近不得以疾篤告者我慎法之故且世人知未病

之因必泄三官之禁則累加漏身增疹絶疾今何

乃用憂之甚耶名身誰親蓋宜思之
縱令以小代大於父何如大小俱來於母何如衰
自已身訟自家人耳三官自有成事憂憹亦無所
解自非齊達於內外者將不得不懼悸
今月六日是赤孫絶日先處事耳今雖停放無所
復畏然四帥游巳關之於都禁至日爲能遣尸殺
使者看望之雖弗復慮矣至日父母將入静中静
中疾發亦無若也我其日亦當視汝
右三事并小君説右三條公書
八月六日父母將[亡]子入静燒香北向陳乞於[…]

君爾時自當有所見所見萬無所苦也其日中時當有前日碧君衣介華袴人来在静前立徘徊者小君也可就請乞也

八月六日中當有一人著平上幘多髭鬚長長爾著紫皮袴褶將黄娥来此人是鬼帥王延也延自為人作盐為將娥見人耳娥其日或當被縛拳書吏其日當内井上助主人耳日中當来須臾去也故宜力上風住冢訟章於却氣毒之来往也三過如此考者匿矣夫散醫布考皆因人之不陳痰者懼焉則精胎内戰是故疢痾流發非唯一身而已

令所以令上章者亦以遏虎牙之盈縮耳

范中候所道如此范中候名邈即是儀南眞傳者

許厚當詣南眞夫人吏兵告大章如此

右小君

以小代大復請何為當啓太上停之何如

右小君

牙亦爾耶勿忩忩演小子耳許牙何豫乎焉敢復相追爾娥與厚有水火之書吾近承南眞命推縛盡執也小鬼頭不制服豈足憂亦許長史用心之所剋也

右小君

許厚自是其文人所責責亦至也責不以家事往來之實經意意亦當得之也云何每爾此自家長之教忌不豫我也重謝斗當必釋耳范帥頃者以其不詭乃欲不復豫事我不聽之今無爲也詭當一須疾愈送斗恒渴而飲不可飲食多困故而不可食子婦不經心亦不可不令知死丈人之責耶故宜以家事爲勤爲爾不已或能致之於丈人宇下受教耶

八月二日夜小君授書此使示斧右十條楊書

許長史所使人盜他家狗六頭於長史竈下蒸煑共食之長史何以不檢校使臭腥之氣薰染肴飯既食而步上道亦已犯真人之星也

有一白犬俗家以許禱土地鬼神云何令人盜烹之土地神言許長史教之使爾不言小人盜自爾也密尋之爾在宇下而不覺恐方有此此亦足以爲一病宜慎

八月六日夜茅小君授以與許長史

亦宜有辭詣南岳夫人乞疾病得愈之意又宜辭詣保命定録二君辭旨當令如南岳夫人疾者自

當告乞於玄師不爾不差
易遷昨來道此別省此二字題紙背
右四條楊書
男生許玉斧辭玉斧以尸濁肉人受聖慈濟拔氣
賜救誡實恩隆子孫常仰銜靈澤永賴天蔭玉斧
以駑鈍頑下質性難訓雖夙夜自厲患於愆失比
夕夢悟尋思此意皆玉斧罪責懃懼屏營無地自
厝靈道高虛肉人未達真法唯執心守敬修行實
祕而已或恐靈旨高遠誡喻幾微玉斧頑闇不能
該悟如此之罪日月臻積違法犯誡亦當千萬神

毋仁宥輙復原赦故今日憂惶深重肝膽破碎唯哲謂應作折字骨思愆無補往過連陳啓煩多希請非所兼以愧怖玉斧歸誠乞誓以今日更始當洗濯心誠盟於天地靜守形骸軌承訓誨乞原父穆先虎牙小大罪考玉斧不修乞身自受責原赦大小若神毋遂見哀愍許玉斧思愆補過舉家端等受恩是永覩三光受命更生謹辭此是虎牙病時掾與南真辭也掾自書本虎牙慎不可復履淹及見人之新淹者三元驚畏多喜殺人

八月二十四日南真告

學道者常不能慎事尚自致百痾歸咎於神靈
風卧濕反責他於失覆皆癡人也安可以告玄妙
哉
保命告牙右二條有掾書
須臾自吟曰朝華煥晨井九蓋傾青雲翦此珪璋
膚不識萬流椿解落僬欻頃賓客何必人或云是誠戒則辭改
右英晚而言曰見形之子守分業於儒墨柄沈之
容步玄辭而詠虛彼人自可晚曉耳
許伯兄弟復有心乎恐皮耳試復一悟悳其微路
耳

九月二十八日茅保命告

可成與不極此舉

定録君説此

違内負心三魂失真真既錯散魄乘其間夫為道者當使内外鏡徹宮商相應靈感於中神降於外信不虚也暎昔亦如此諸人陶其心令已消也夫須人陶而毆者故下適耳所以懃懃期不令在此近亦粗具（右保命告）世事非所期時運何足聞有道自當見中路莫不煩吾欲因楊間便自知乃作此（右清靈）有習於邪而邪焉為之踊也非病也（右紫九華語）念不宜多

發則正散正散而求不病猶開門以捍猛獸[illegible]

自當差無苦保命君言

何以至喪家保命君言

欲服符飲水使即愈不欲者當與

定録君語

尋自差保命君語

多有所道甚云云覬當乙二第七無慮也此一行楊君又長史書語耳

戲言獪耳許長史勿唉此落廓不束高下失常定

之勿疑若不加意勿單用此慎示人慎示人

一句保命告長史右十二條又書

衰年體羸多為風寒所乘當深頤養晏此無事上味玄元栖守絳津體寂至達心研内觀屏彼萬累蕩濯他念乃始近其門户耳若耍累多端人事木省雖復憩靈空洞存心淡泊纏綿亦弗能達也漁陽田豫曰人以老馳車輪者譬猶鐘鳴漏盡而夜行不休是罪人也以此喻老嗜好行来屑屑與年少為黨耳若今能誓不復行者則立愈矣如其一不爾則疢與年階可與心共議耶田豫字國讓漁陽雍奴人有幹略爲并州刺史迁衛尉年老求遜位与司馬宣王書曰年過七十而以居位譬猶鐘鳴漏盡而夜行不休是罪人也年八十二亡引此語以勑長史令去官也

樂四九日服一

行來宜詳前後已累言之矣

右三條楊書

夢惡者明旦當啓太上一以正魂魄二以折除不祥

奉道之家當精治靜舍

右二條ㄙ

禮年七十懸車懸車者以年薄虞淵如日之夕體氣就損神候方落不可復勞形軀於風塵役方寸於外物矣許長史既至此時始可隱逸耶還覲華陽之館修乎黄老之業址河之命方旋還擢之華

亦顯豈不快哉令此疾方愈也不足憂也雖爾慎
接於紛紛之務經緯人事之寒熱矣於今乃未可
動脚動脚人當言爾畏鬼北河之命即易遷所關賞氏之言似有所嫌者也此年六月
憂長史不佳非重疾也令年許家鬼注小起雖爾
無可若保命及范中候已爲申陳之右帥晨許肇
亦深以爲意無所憂也去留之會死生之事三官
祕禁不宜外示令所以道此者盖以皮疑應作彼字人已
聞至道於肯心也且可官身未宜去位可去可罷
方更相示也

右夜前中候言此故書以示

人家有疾病死喪衰厄光怪夢悟錢財減耗可以禳厭唯應分解冢訟墓注爲急不能解禳禍方未已

右保命荅許長史

遊精罔象誠不可信然多勞多事多念多端所以損神喪真攖競三關遂當以此害明德也故令許君之徒合景内魄蓄抑四者研虛注靈則仙可冀

定録告

除治爾牀席左右令潔静理護衣被者使有常人常燒香使冷然不雜也南岳上真當數看出内便

料理起居可使草及木瓜耳手自先有風患是以令風氣之本至耳多云針灸佳益使人無憂（此曷廷令告長史也）（草及木瓜當是理於下人名也）可迎黃民來出民奴既欲來又云其月末左右當小小疾患迎來在此則疾患除也當部分護靜屋以為急并欲得一室可栖息處令年欲取草當為民奴留之草令年自有本命厄非欲取也令其乞符自保而帶之

卧牀後抵有懸風可安北面下一彰（謂應作部字）亦可以牀著近北壁下勿使虛懸最長名當心存拜靜心存行道也（身既有疾不能拜起故令心存不替）斧有霍亂疾勿使冷食此兒常

不大宜住此今自無他耳

右易遷一夕再來四更中

獨來道此先初來又與保命俱此似在縣下所撥今掾廷山使黄民婦家也易遷即掾母亡後得入易遷宮因呼為號前所呼亦皆是也

斧學道如鑿井形愈深而去土愈難運出自當掖其心正其行乃得見泉源耳有人說中候言如此可令知之李中候名遵即撰茅三君傳者人學道譬如萬里行比造所在寒暑善惡草木水土無不經見也亦試在其中也頃數聞人道此始乃悟之耳彼君念想殊多渠疑作詎字能成遠志不平昔時常多所恨始悟人難作而善否

不可失云學道者除禍責此審爾當懃
右易遷夫人所道
山岳氣擾則強禽號於林川瀆結滯則龍虬慘於
澤此自然象也故豪盛微覺將類獸告其駭浪玄
數纖兆而號咷徵乎治亂矣斯蓋山川之盈縮非
人事之吉凶若墳附丘山誠與泝岫等波苟趣舍
理乖則吹萬之用不同也非靜順無以要謙非虛
柄無以寘會是故死生之幾吉人不復豫苟忠之
無邪不爲禍害
五月十四日右英夫人答孔璋後人黠作謝安字孔氏孔黠也

自未得和神靜形俯牘幽精者疾源或與年而積

即未能用交賒之途者將奚促促於藥

虎頂大號墓下事（云似是孔巖兄弟長史父先爲巖從兄坦前鋒都督是討沈充時既有因緣故得此也）

定録仙人荅孔求乞藥方

想早葬兄令注煙速消雖不使妨於生者要欲得

柩物時寧三泉使凶氣泯静也

小兒疾方行當示

五月十七日夜保命仙君所言荅（一字被剪）

（所疑猶是孔字）所問疾患者（右從孔子衆凡十九條並有掾書）

遵勲心香火有情向藥故有言消磨之愈疾謂其將聞斯而請命耶仙真並有藥為消摩故稱消摩經也誦之亦能消疾也應南越而壯騁既心口違矣夫捐蕎以茹荼哂九成而悦壯鄙者捐蕎至此亦是抱朴博喻中語我知其無識和音之聽鑒也當永為吉人爰及母奴然所起是學而不思滲井不渫蓋肉人之小疵耳無乃此也今事結水禁猶有可申若許長史能於靜中苦救之者則一門全矣亦是師主祭酒之宜請而為德惠乎

五月二十日夜右英作與長史劉遵祖善譚說與浩向庾亮称之後一會談論殊不合遂名之為羊叔子鶴於是矣劉遵心故為修耳何不令其母服大遠志丸

七月七日夜紫微夫人告

即啓可得疏方不良久答言世間自有可尋索處

用保命君問紫微曰此方用牛黃銀屑者非若是

者小為難合此即今太一鎮心丸也先以水銀令[illegible]磨良[illegible]消故為難合紫微答但頷頭右三條楊書

陸納兄弟清真淳一有姜伯子之風知欲有遠志

欣然其祖父有陰德當慶流七世知陸苟子自誓

乞若齋一年欲受經卿此二字後人攙益非真更量之劉遵乃

有好心早自知

保命答許長史陸納兄名始並有德行祖名英仕吳丹陽郡太守苟子當是人小名不詳是誰納為尚書令太

元二十年 七

虞昭爲其兄子此二字先入字本續可識人显易作事文書牽連身被攝繫方未已殆欲無理賴其在世粗有功德且其家福德強章聞累疊皆被上御事已散尋蒙追遣之其病雖篤無所憂許侯爲之甚至密相示

保命荅許長史

庾道季身處陽官貴勢不能順天用法憒憒慢信心形不同自少及長善功無一積惡不改其罪目已定今臨命方欲修德以自濟免徒費千金之用不亦晚乎

保命荅許長史庾龢字道季亮弟三子也幼有才辭文義永平中爲丹陽尹表除諸侯六十餘歲人和初爲領

輩如此行迹不似為惡恐
是聞戒修善致得申遂

郗回父無辜戮人數百口取其財寶殃考深重[illegible]

謂應作怨
字

主恒訟許天曹早已申對回法應滅門但其修德既重一身免脫子孫豈得全耶回當保其天年但仙道之事去之遠矣

太元真人荅許長史郗回父鑒清儉有志行不應殺掠如此或是初過江時擺
拼所致不爾則在京時殺賊有濫也鑒年七十余乃終即
得為礼官職右從陸
納來四條有甲手寫

平凝夷質淵通妙靈神造重絕栖真攝生太玄植簡太素刊名金庭內曜玉華外瑩朱軒四駕隮命衆精騁龍玄州飛雲浮冥必能上友逸臺之公下監御于太清矣

八月十七日夜紫微王夫人授令因許
長史示郗
希遐遠躍冥響凝玄蕭浪上韻軛夢邈真仰飛霄
霧俯散靈根飛步四覺內觀七緣者則必有丹書
秀簡帝房之録玄聲八振栖身五岳於是灌胎朝
元吐納六液從容三道誨此景福上可以策軒空
洞下可以反華變黑矣若形羈縈羅鼓輪華園乘
波造物鳴發風塵外有諜道之名內有百憂來臻
者適足勞天年以騁思終歸骸於三官耳齋之不
專徠悟亦無益可謂意不盡言乎

盡行真氣當吐三納四乘七吞九令吸之不足躡之失序神漏泝源精亡胎擾雖休粮日損而莫知道與年喪矣欲階此渡也其未接乎夫索長生者多津尋靈塗者千百何必用水爐以威火趣償責於三官耶

右中君言因許長史示掾

紫微夫人云掾若得道乃當為太清監也若能閑要道而勤者當至此格若不專篤而守迷行外舍道法者則都失也微言諸女亦殊乖而如此所云當是不能數爭恐多違司命罰目終迹故也情不餘念者道乃來耳掾回猶未足以論至道耶君掾綜婦

丁淑英者有救窮之陰德又遇趙卑之厄而不言
内慈自中玄感皇人故令福逮於回使好仙也綜
墓在東平淑英令爲朱陵嬪數遊三上司命亦令
聽政焉（此二人當是回之曾祖也外書不显）郗瞿與薛春華並垂心於門宗
初不以生人爲事然訟者多但不能感制之耳每
見諫考許者甚懃至也時節宜祠之耶此二人郗
家之禍鬼（外書亦無此二人不知是何族）郗雄與閻蚕女不相當負石之
役于今未了喜（□□）抑門宗心常殺絶此二人是郗
家之禍鬼郗□（鍾徐此名不可識）與殷武姬被考以焼殺朱奢
李賤以致災也其無後亦求代逮又與高豐相倚

甚助馬頭之訟石八么木便可得佳恐不止耳[illegible]
趣欺其婦耶省来懟懃試為掩正之亦無此諸人

右保命荅許長史

小君說言郗鑒今在三官為劉季姜所訟爭三德
事周馬頭在水官訟其壻引理甚苦郗朗伊香之
二人今為牙女子苛求此

范帥吒丁文江羅䪿

郗相今為火曹吏[illegible]遠其婦郗嬰桃受事未了方
索代人於此家　此自是旁聽小君之言語耳不
令書之為自疏識以示[illegible]此二十二字是楊君自記與長史　萬齡反侶晚

而祭酒弱道氣不交靈助無主是以羣邪纏互急
行其禍　奚不宗生生乎於我助之有緣其婦言
亦急家事當須了之非他得豫
今六天之横縱而太平之微薄靈不足以助順遣
足以招羣妖所以神光披越而邪乘正任矣高齡
之無德久矣鬼訟之紛錯積矣許長史黄氏黜作掾字
將欲理之耶若翻然奉張諱道者我當與其一符
使服之如此必愈而宮此諱宮字也矣不然往詣水官所謂
嗚呼哀哉張諱即天師名也楊不欲顯疏也　邪氣入體鬼填骨次其將迴
惑於邪正必不能奉正一於平氣耶如此吾治疾

之方殆不可得（正一平氣即天師祭酒之化也）

彼往其子亦去何一身之不逝乎

八月十九日夜保命君密語許長史

冢訟尤甚恐亦未已齡曾鑿敗古人碑銘之文以自顯焉陰賊於鬼神弊（謂應作蔽字）善以自標訢者誠多事以此爲首先

八月二十四日夜保命告欲取謝奉補期門郎而今已有兼人北帝故權停之耳近差王允之兼行得代奉若服朮酒可奉便恭命也高者亦可服朮其家冢訟亦爲紛紛未遏鬼氣故必無他耳范中

候言此謝奉字弘道會稽人仕至吏部　丹陽尹吏部尚書王允之敦同堂弟王舒子有智幹為河南中郎將江州刺史衛將軍會稽封番禺侯年四十七諡中侯高者即謂齡也期門即酆都中官而記中不見此職惟有修門耳　從平疑來凡十四條有掾寫

夫觀物遣任內順明靈託性命於高真委形氣於神攝者亦剋彊以永遐迴秋齡以保貞令德匠既凝神杖信澄心密靜圓順虔敬固天祐焉然亂嗣不多或時彫落將猶靈關失緯潛機未鎮耳當令五氣滋曜常朗文昌之房三星結華烋煥璇衡之內是以玄潤胎萌遂其流根矣

我按九合內志文曰竹者為北機上精受氣於玄軒之宿也所以圓虛內鮮重陰含素亦皆植根敷

實結繁衆多矣公試可種竹於内北宇之外使美者游其下焉爾乃天感機神大致繼嗣孕既保全誕亦壽考徵著之興常守利貞此玄人之祕規行之者甚驗

六月二十三日中候夫人告公孝武壬戌生此應是辛酉年而後又云上相座動後以臨登極乃是後于未年此爲大驗

靈草廕玄方仰感旋曜精洗洗似草作言边應詵詵字即毛詩螽斯羽詵詵兮宜尔子孫之義也繁茂萌重德必克昌

紫微夫人作

福和者當有二子盛德命世福和似是李夫人賤時小名也今胥書名後答二子即孝武并弟道子也

同夜中候告右三條楊書又掾寫

德匠既凝玄範自天安危之事未宜問也公傾注
甚至所以未相酬者豫事難論耳頃天氣激逸陰
景屡變太白解體於二辰之中慾勃於紫房之下
王者惡焉天子俯憂上相座動令聊作讖密以相
示右此及讖有掾寫在掾自記修事後共紙寫真蹤迴文令難解耳今摘連相服又別疏出之其括之時權當道其辭構君後自更籀義皆是說當代之事並有明微也
相欺豈妙道要吾知之天祕能
有術金之爲尋師疾逆除惡子
自之制夷遂平世天命乘驅寶
奇龍者纂可悲負開世復思宜
神熙逆歷有數在兹基無不無

兵隆誰定帝紜室来之皇慎地
先卒兒必虧金紛異五亂德天
火數失期座當變見遠凶匠制
規三由匠足不慮憂危撥保封
寸莫其測源劉知向有明施者
三五瑞天之代隆换迭相運推
精氣神妙二叅儀慎凡傳人賢

精氣神妙叅二儀慎傳凡人賢者施封天制地無
不宜子䏻寶祕天知之吾道要妙豈相欺自有齊
兵規火寸三五天瑞之隆代迭换運相推明

匠保德慎無愆黜惡除逆疾尋師萬金之術龍之
熈隆數卒三失由兒莫測其源劉向知有凶撥亂
皇復基秉天命世遂平夷制逆者誰必定期匠不
足慮憂遠危五世之間真可悲慕歷有數帝座虧
當見變異紛紜來金室在兹
枕爵香一具於頸間辟水注之來絶惡夢矣常存
三關佳也
右英告公凡云公者皆爲簡文帝爲相王時也
右一條楊書五字朱書
太元真人告許長史此後非真說

我嘗見南陽樂子長淳朴之人不師不受順天任命亦不知修生之方行不犯惡德合自然雖不得延年度世死登福堂練神受氣名賓帝録遂得補修門郎位亞仙次縁天資有分亦由先世積德流慶所陶若使其粗知有攝生之理兼得太上一言之訣如此求道無往不舉矣夫人所以不盡年壽中多夭遏涉世者或遭刀兵之難致榮禄不終祚胤不長志道之人雖有一生之心鑽求匪懈徒復遭遇真文躭玄精微慕尚者衆得升騰者稀經非不妙靈豈無感愚愚相隨安知修身之本營神養

性鎮守之法世人積小以來形中傷犯者多帝一
不治百神驚散考試萬端所謂荒城之内荆棘生
焉無妙術以自導修道以求仙貪榮慕貴多垂成
而敗皆由喪真犯氣愚暗罔昧豈識此機耶致奪
年減筭萬事不成以此求生去生遠矣虚自苦耳
太上有玄機之道煥落七神枕中之要此道微乎
妙哉初不傳於下挺愚俗之人有此道者帝一治
於玄宫萬神守備與天同心按訣謹而脩之登山
越海萬試不干修仙升度所欲從心斯豈虚言耶
卿父子玄機邈世理妙接真故可縈淳之仙才而

爲衆真所稱非吾獨所稱舉故當與卿同編仙録
無復理外之嫌亦已總啓卿故令知乃心
受用金龍玉魚此不可闕所以爾者諳太上前昭
靈亦當粗具近所寫神虎符意嫌不精可更書爲
善卿前所道相王事頃面郗回亦知有好心但所
得少耳自當保其天年也
見謝所作傳未易功乃能序述聖迹賞解作奇此
是天發其心昨亦已見司命君大以爲佳冥中自
當報之有緣其子孫若知醮靈岳祈天真降應必
也豈虚言哉謝家一門磨承之世蘩林蔚然甚可

欣也安石先對所鍾如何具如近面不足宣

真人西城王君荅許侯

右四條别一手書陸修静後於東陽所得不與諸迹同辭事僞陋不類真旨疑是後人所作樂子長非受五符者唐承即列紀所云四十六丁亥之期

真誥甄命授第二篇下卷之第四

真誥協昌期第三篇卷之第五

華陽隱居陶弘景造

協昌期

經曰行事時北向執隱書而爲之者謂始學真妙未涉微遠不解星位之首向不識玄斗之指建故當北向執書以漸求之耳若既解書意識星轉之隨時自宜隨斗所指按而存步如此則無有常不爲皆向北也夫一切北向自爲始學者耳恐此將可以意通觸類不足復問邪此荅長史諮飛步經中北向執書意也

太上真人步五星之道以致五星降室閉氣上綱

當先呼五星々夫人名字畢乃越綱蹈星謂始上綱便頓住呼名字呼名字畢乃越綱蹈星耳若每至星上得復重心呼所至星處之名字益其佳也若其煩重難常但可案舊而行耳昔鬱沙公北里子長陵老人皆案此法而得升天不以煩難爲辭也所謂治生者矣商販之汲々豈憚險難哉所期唯錢貨而已耳若使求道者常如賈販之用心亦有何不得仙耶但惜初學者皆言尋心盡懃至而後漸懈縱有亦似卑之將故而百節緩落又似負重之牛造遠足蹇夫學者之所患而爲得者之所

咲皆如此輩事耳苟能心研內鏡者是為感發乎
神將有靈人發子之蒙攜辰景之輿矣此答論步五星法也經啚唯言隨綱往返
又有一法云越綱蹈星今即是訣此事也獎戒之言実為切至五星圖布常向南也以太白位在
西歲星位在東按而施之所以爾者五星隱伏縱
橫無常不如北斗列象恒在故一以定位於五方
不得隨星之所在也此答諮施安五星圖也經中無旨訣所以宜問三八景二十四
神以次念之亦可一時頓存三八亦可平旦存上
景日中存中景夜半存下景在人意為之也若外
身幽巖屏絕人事內念神關攝真納氣將可平旦
頓存三八景三時又各重存一景益當佳也但人

間多事此煩難常行耳事不得常爲盈自薄昔西城王君桐栢上真皆按此道也按苞玄玉籙白簡青經云不存二十四神不知三八景名字者不得爲大平民亦不得爲後聖之臣此答諸二十四神經中修存之意亦是秘訣右此四訣事今有長史所寫今不知此因楊諮何真者非東卿則紫微南真也

太上真人撰所施行祕要長史寫本有題如此此猶是衆真授說經中所可修用递童及白諸要事令長史施行之耳非成事一卷經也

太素丹景經曰一面之上常欲得兩手摩拭之使熱高下隨形皆使極匝令人面有光澤皺班不生行之五年色如少女所謂山川通氣常盈不沒

先當摩切兩掌令熱然後以拭兩目畢又順手摩髮[illegible]謂應作如字也理櫛之狀兩臂亦更互以手摩之使髮不白脉不浮外

右一條出丹景經中卷此經未出世是下真品目

大洞真經精景按摩篇曰臥起當平氣正坐先叉兩手乃度以掩項後因仰面視上舉項使項與兩手爭為之三四止使人精和血通風氣不入能久行之不死不病畢又屈動身體申手四極反張側掣宜搖百關為之各三此當口訣此運動應有次第法用故須口訣蓋亦熊經鳥伸之術也

臥起先以手巾若厚帛拭項中四面及耳後使圓

匝熱温温然也順髮摩項若理櫛之無數也良久摩兩手以治面目久行之使人目明而邪氣不干形體不垢膩（此應膩字）去穢也都畢乃咽液二十過以導内液

右一條出大洞精景經上卷（亦未出世非三品目）

消魔上靈經曰若體中不寧當反舌塞喉漱漏咽液亦無數須臾不寧之痾自即除也當時亦當覺體中寛軟也

右一條出消魔上靈敘中（亦未出世非三品目應是智慧七卷中事）

右前三條不顯誰之所授

消魔經上篇曰耳欲得數按抑其左右亦令無數令人聰徹所謂營治城廓名書皇籍又曰鼻亦欲得按其左右唯令數令人氣平所謂灌溉中岳名書帝籙

右此二條法方太臺照靈李夫人出用此云消魔上篇亦應同是前限

太上籙渟發華經上按摩法常以生氣時咽液二七過畢按體所痛處向王而祝曰左玄右玄三神合真左黄右黄六華相當風氣惡疫伏匿四方玉液流澤上下宣通內遣水火外辟不祥長生飛仙

身常休強畢又咽液二七過常如此則無疾又當
急按所痛處二十一過
右一條滄浪雲林宮右英王夫人所出（雜事經亦未出世非三品同）
丹字紫書三五順行經曰坐常欲閉目內視存見
五臟腸胃久行之自得分明了了也（此經中真品目）
石景赤字經曰常能以手掩口鼻臨目微氣久許
時手中生液追以摩面目常行之使人體香（此經非三品目）
紫度炎光內視中方曰常欲閉目而卧安身微氣
使如卧狀令傍人不覺也乃內視遠聽四方令我

耳目注　四里之外久行之亦自見萬里之外事精心為之乃見百萬里之外事也又耳中亦恒聞金玉之音絲竹之聲此妙法也四方者總其言耳當先起一方而內注視聽初為之實無彷彿久久誠自入妙此經不真品目

太上天關三經曰常欲以手按目近鼻之兩眥閉氣為之氣通輒止吐而復始恒行之眼能洞觀此經下真品目云天關三名誤闕品字

右四條玄師所敘用玄師即南真夫人此四經並本出世

清靈真人說寶神經長史寫本亦題如此此訣是前一事之目耳按後並衣真誥雜說標題有前後之異猶是真誥之例今人皆別呼寶神

（經寶神經豈得下教耶此唯是一片鈔耳）夫注心道真玄想靈人真〻者亦且監其意也若外難未披假詠兼存實復未能廻西揄之年還發玄童矣苟毗玄篤也志之懃也縱令牙彫面皺項生素華者我道能變之為嬰在須臾之間耳但問志之何如爾老少之學無所在也吾往即其人也（謂此諸事皆是今答長史也）

求道要先令目清耳聰為事主也且耳目是尋真之梯級綜靈之門戶得失繫之而立存亡須之而辨也今鈔徑相示可施用也（此謂寶神經中要徑之事故云鈔徑）

道曰常以手按兩眉後小穴中三九過又以手心及指摩兩目權上以手旋耳行三十過摩唯令數無時節也畢輙以手逆乘額上三九過從眉中始上行入髮際中口傍咽液多少無數也如此常行目自清明一年可夜書亦可於人中密爲之勿語其狀

眉後小穴中爲上元六合之府主化生眼暉和瑩精光長珠徹童保鍊目神是真人坐起之上道一名曰真人常居内經真誥曰子欲夜書當修常居矣真人所以能旁觀四達使八遐照朗者寔常居

之數明也

目下權上是決明保室歸嬰至道以手旋耳行者
採明映之術也旋於是理開血散皺兆不生目華
玄照和精神盈矣夫人之將老鮮不先始於耳目
也又老形之兆亦發始於目際之左右也以手乘
額上內得赤子日月雙明上元歡喜三九始眉數
畢乃止此謂手朝三元固腦堅髮之道也頭四面
以兩手乘之順髮就結唯令多也於是頭血流散
風濕不凝
都畢以手按目四眥二九過覺令見光分明是檢

服神之道久為之得見百靈凡修行此道及眾中諸雜事並共有節度悉以別撰在登真隱訣中今未可備皆注釋

懃而行之使手不離面乃佳已成真人猶不廢也

欲行此道皆盟金為誓金之多少在人盡誠而設

耳不徒爾苟行而已真官曰欲閑起居金為盟書

謂非其人而不傳授也此道出太上寶神經中此

經初不下傳於世也當來為真人者時有得者反

白之要事盡於此盟信既定無科謂受此宜用金鈕二双

紫微夫人喻書如左紫微是承裴君說寶神經畢仍復更授諭寶神事如此則裴所說亦同此夕

夜卧覺常更叩齒九通咽液九過畢以手按鼻之

邉左右上下數十過微呪曰太上四明九門發精
耳目玄徹通真達靈天中玄臺流氣調平驕女雲
儀眼童英明華聰晃朗百度眇清保和上元徘徊
九城五臟植根耳目自生天臺鬱素柱梁不傾七
魄澡鍊三魂安寧赤子攜景輙與我并有敢掩我
耳目太上當摧以流鈴萬凶消滅所願必成日月
守門心藏五星真皇所祝羣響敬聽
卧覺輙按祝如此勿失之卧也真道雖成如我輩
故常行之也但不復卧自坐爲之耳此太上寳神
經中祝辭上道也令人耳目聰明強識豁朗鼻中

調平不垂，津洟四響，八徹面有童顔，制魂録魄，却辟千魔，七孔分流，色如素華，真人起居之妙道也。所以名起居者，常行之故也。畢，又咽液九過，摩拭面目，令小熱，以為常，每欲數也。興寧三年歲在乙丑六月二十三日夜喻書此。其夕先共道諸人多有耳目不聰明者，欲啓乞此法，即夜有降者，即仍見喻也。此楊君自記也。長史年出六十，耳目欲指，故有諮請。揚不欲指斥，託云諸人耳。

又告云：道士耳重者，行黄赤氣失節度也，不可不慎。蓋指戒長史也。

右一條清靈言

櫛頭理髮欲得多過通流血氣散風濕也數易櫛
更番用之也亦可不須解髮也
右一條紫微夫人言
太極綠經曰理髮欲向王地既櫛髮之始而微祝
曰
泥丸玄華保精長存左為隱月右為日根六合清
鍊百神受恩祝畢咽液三過能常行之髮不落而
日生
當數易櫛々之取多而不使痛亦可令侍者櫛取
多也於是血液不滯髮根常堅

右一條安九華所告令施用（此二條皆[illegible]之事亦是令[illegible]）

史也

紫微夫人喻曰披華蓋之側延和天真入山澗之谷壤天山之源則虚靈可見萬鬼滅身所謂仰和天真俯徹山源也（華蓋一名華庭也）天真是兩眉之間眉之角也山源是鼻下人中之本側在鼻下小入谷中也華庭在兩眉之下是徹視之津梁天真是引靈之上房自中暮怕咽液三九過急以手三九除按之以爲常令致靈徹視杜遏萬邪之道也一日三過行耳（紫微夫人言人有卒病垂死者世中凡醫唯知針人中不知針山源谷中）

此大略也本注從此以下是楊授長史書也按而祝曰開通天庭使我長生徹視萬里魂魄反嬰滅鬼却魔来致千靈上升太上與日合并得補真人列象玄名楚莊公時市此即春秋時楚莊王也長宋来子恒洒掃一市久時有一乞食公入市經日乞恒歌曰天庭發雙華山源彰陰邪清晨按天馬来詣太真家真人無邢隱又以滅百魔恒歌此乞食

一市人無解歌者獨宋子忽悟疑是仙人然故未解其歌者乃遂師此乞食公去贊世謂官追逐積十三年此公遂授以中仙之道宋子今在中嶽

乞食公者西嶽真人馮延壽也周宣王時史官也

手爲天馬鼻下爲山源

六月二十七日夜喻書此楊授書訖此

雲林王夫人曰仙真之道以耳目爲主淫色則目闇廣憂則耳閉此二病從中來而外奔也非復有他矣令人聰明益易耳但不爲之非行之難欲得上通徹映旁觀鬼神當洗心絶念放棄流淫所謂嚴其始矣夜卧先急閉目東向以手大指後掌各左右按拭目就耳門使两掌俱交會於項中三九過存目中當有紫青絳三色氣出目前此是内

按三素雲以灌合童子也陰祝曰眼童三雲兩目
真君英明注精開通清神太玄雲儀靈驕翩〻保
利雙闕啓徹九門百節應響朝液泥丸身升玉宮
列為上真凡四十八字祝畢咽液五十過畢乃開
目以爲常坐起可行之不必夜也要當以生氣時
一年許耳目便精明久爲之徹視千里羅映神靈
聽於絶響者也此亦真仙之高道不但明目開耳
而已

夫欲學道者皆當不欲令人知見所聞每事盡爾

太上宮中歌曰手把八雲氣英明守二童太真握

明鏡鑒合日月鋒雲儀拂髙闕開括泥丸宫萬響入百關騎女坐玄房愈行愈鮮盛英靈自爾通此歌正言耳目之經也我滄浪方丈仙人常實而爲也此道出太上四明玉經中傳行以青金爲誓然後乃施行耳右此並是右英夫人受令告長史也又用四儀并青帛今亦宜依准立格乃得受傳耳謂青帛二十尺金鐶二双此四明上經二品九月也閉氣拜靜百鬼畏憚功曹可見與語謂久行之耳

七月二日南岳夫人喻

燒香時勿反顧忤真氣致邪應也

入靜户先前右足著前使人通達上閣

臨食上勿道死事洗漱時常存六丁令人所向如願理髮欲向王地旣櫛髮之初而微呪曰泥丸玄華保精長存右爲隱月左爲日根六合清鍊百神受恩祝畢咽液三過此一條鉅是實妃所說也但不知何者前後互接以日月推此則是後也

右四條南岳夫人喻

正一平經曰閉氣拜靜使百鬼畏憚功曹使者龍虎君可見與語謂能精心久行之耳按舊家有正一平氣今此所載拜靜衆事雖是殊

自疑恐脫此字也

又曰燒香時勿反頭反頭則忤真氣使致邪應也

又曰入靜户先前右足著前後進左足令與右足

齊畢乃趍行如故使人陳啓通達上聞

又曰臨食上勿道死事勿露食物来衆邪氣

又曰數澡洗每至甲子當沐不爾當以幾月旦使人通靈浴不患數患人不能耳蕩鍊尸臭而真氣来入

右玄師所敕使施用〔右六條與前所說大同小異若是受旨時略記今更詳記寫此并益後二條以示長史也〕

右十條並長史寫

服仙藥常向本命服畢勿道死喪凶事犯胎傷神徒服無益

東卿司命君此一條本作受明堂玄真法後

右一條楊書

太上九變十化易新經曰若履淹穢及諸不靜處

當洗澡浴與解形以除之

其法用竹葉十兩桃皮削取白四兩以清水一斛

二㪷於釜中煑之令一沸出適寒温以浴形即萬

淹消除也既以除淹又辟濕痺瘡癢之疾且竹虛

素而内白桃即却邪而折穢故用此二物以消形

中之滓濁也天人下遊既反未曾不用此水以自

蕩也至於世間符水祝漱外舍之近術皆莫此於

此方也若浴者益佳但不用此水以沐耳鍊尸之
素漿正宜以浴耳真奇祕（下真品目有九化十變號比自是例言也）

紫微王夫所敕用

右一條長史寫

受洞訣施行太丹隱書存三元洞房者常月上朝
太素三元君以正月九日二月八日三月七日四
月六日五月五日六月四日七月三日八月二日
九月一日十月十日十一月十一日十二月十二
日夜於寢靜之室北向六再拜訖稽首跪曰謹啟
太上大道高虛玉晨太素紫宮八靈三元君中央

黄老無英白元太帝五老高真上仙太極皇精三
皇君大洞三景弟子某謹以吉日之夜天關九開
之間上聞太上玉皇真君乞得長生世上壽無億
年時乘黄晨緑蓋龍轅上詣紫庭役使萬神侍衛
四明畢勿令人知也（此一條掾寫）

右四朝太素三元君法以吉日夜半時

太上大道玉晨君常以正月四日二月八日三月
十五日四月八日五月九日六月六日七月七日
八月八日九月九日十月五日十一月三日十二
月十二日登玉霄琳房四眄天下有志節遠遊之

心者子至其日平旦日出時北向再拜亦可於[illegible]
中也自陳本懷所願畢因咽液三十六過長史寫
東海青童君常以丁卯日登方諸東華臺四望子
以此日常可向日再拜日出行之可因此以服日
精又掾寫

右紫虛元君所出右此三事並上孝隱朝之法其經並不顯世故南真出之亦是令長史遵用也

右三條有長史掾共書同在一紙上

常以二月二日三月三日八月八日九月九日十
月十日夜於寢室存思洞中訣事而獨處不眠者
吉也其夕衛經玉童玉女將太極典禁真人来於

空中而察子也是其夜常燒香精者有如所待者也坐卧存思或讀書念真在意爲之唯不可以其夕施他事非求道之力耳若兼慎於其日益善匪唯守夜矣受洞訣之始常當修此好以爲意也

數遇惡夢者一曰魄妖二曰心試三曰尸賊厭消之方也若夢覺以左手躡人中二七過琢齒二七遍微祝曰大洞真玄張鍊三魂第一魂速守七魄第二魂速守泥丸第三魂守心節度速啓太上三元君向遇不祥之夢是七魄遊尸来協萬邪之源急召桃康護命上告帝君五老九真皆守體門黄

[illegible]斬師[illegible]戶將軍把鉞搖鈴消滅惡津令[illegible]
生死無緣畢若又卧必獲吉應而造爲惡夢者氣
閉於三關之下也三年之後唯神感吉應乃
有[illegible]將校之明審也略無復惡占不
祥[illegible]
若夜[illegible]而心中自以爲佳則吉感
但卧[illegible]七[illegible]二七過而微祝曰
太上高精三帝[illegible]明徹吉感告情三元柔
晚天皇[illegible]經所[illegible]合飛仙上清常與玉真俱會
紫庭畢此大洞秘訣以傳於始涉津流者矣[illegible]

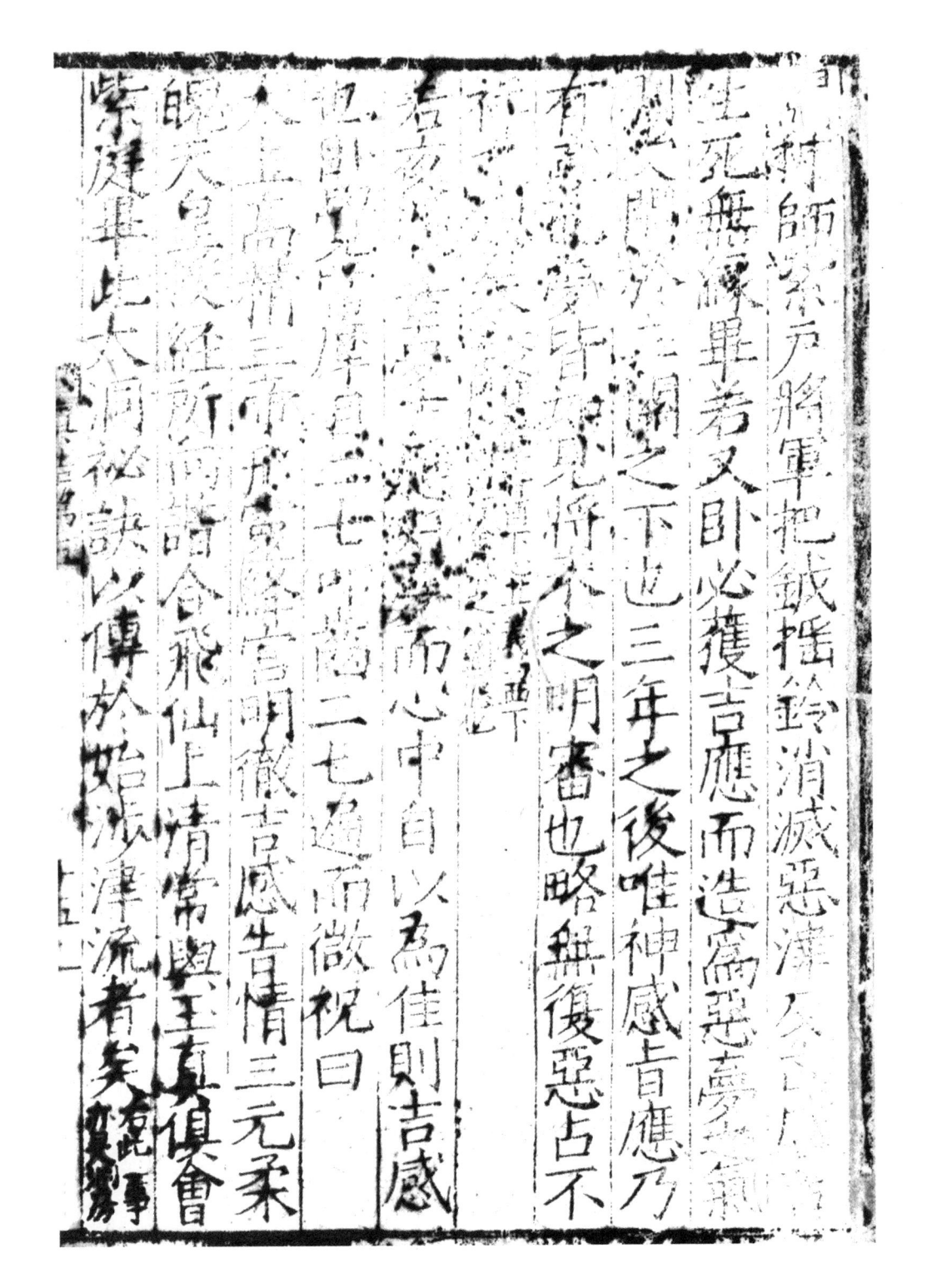

太丹家書白經大並出[illegible]正中經與此[illegible]字皆增損不同

右三條有長吏偽

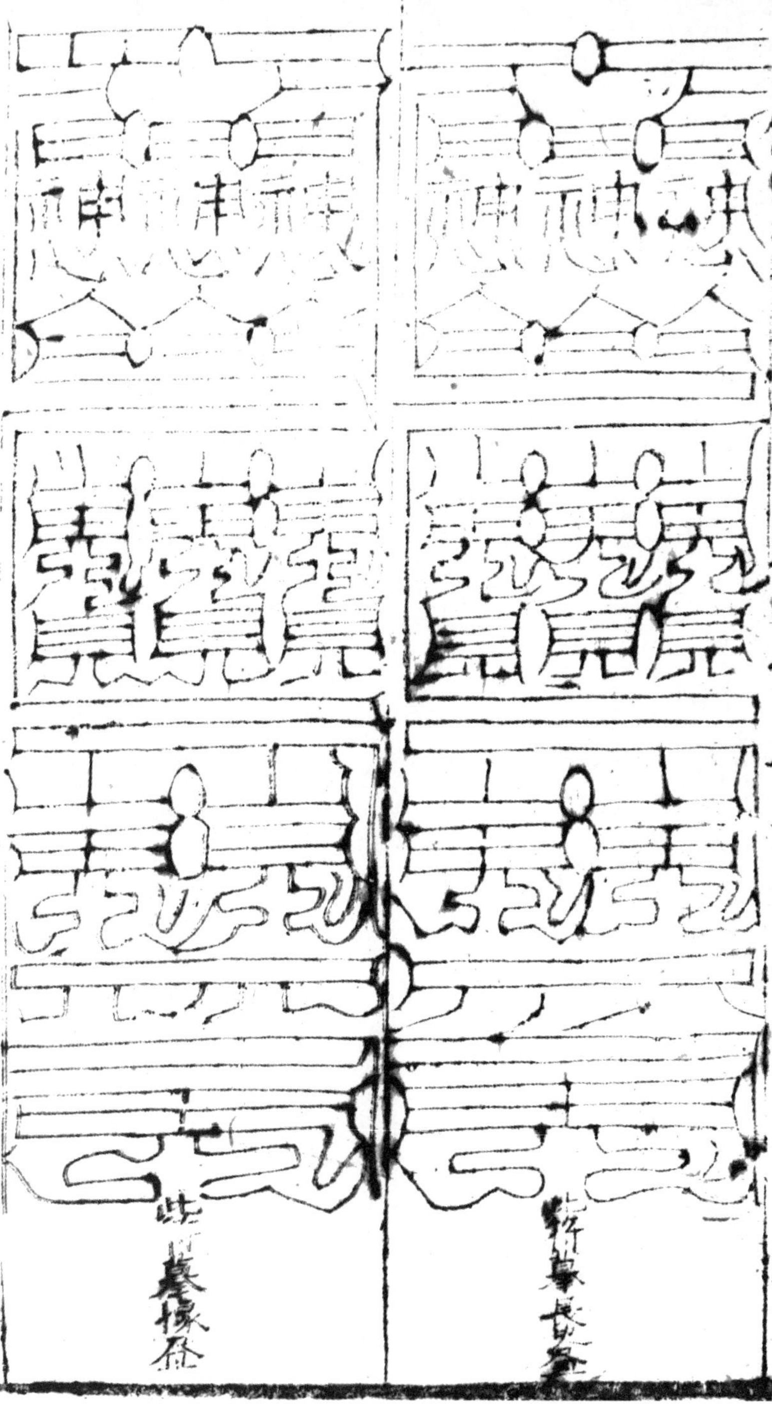

已上符本朱書

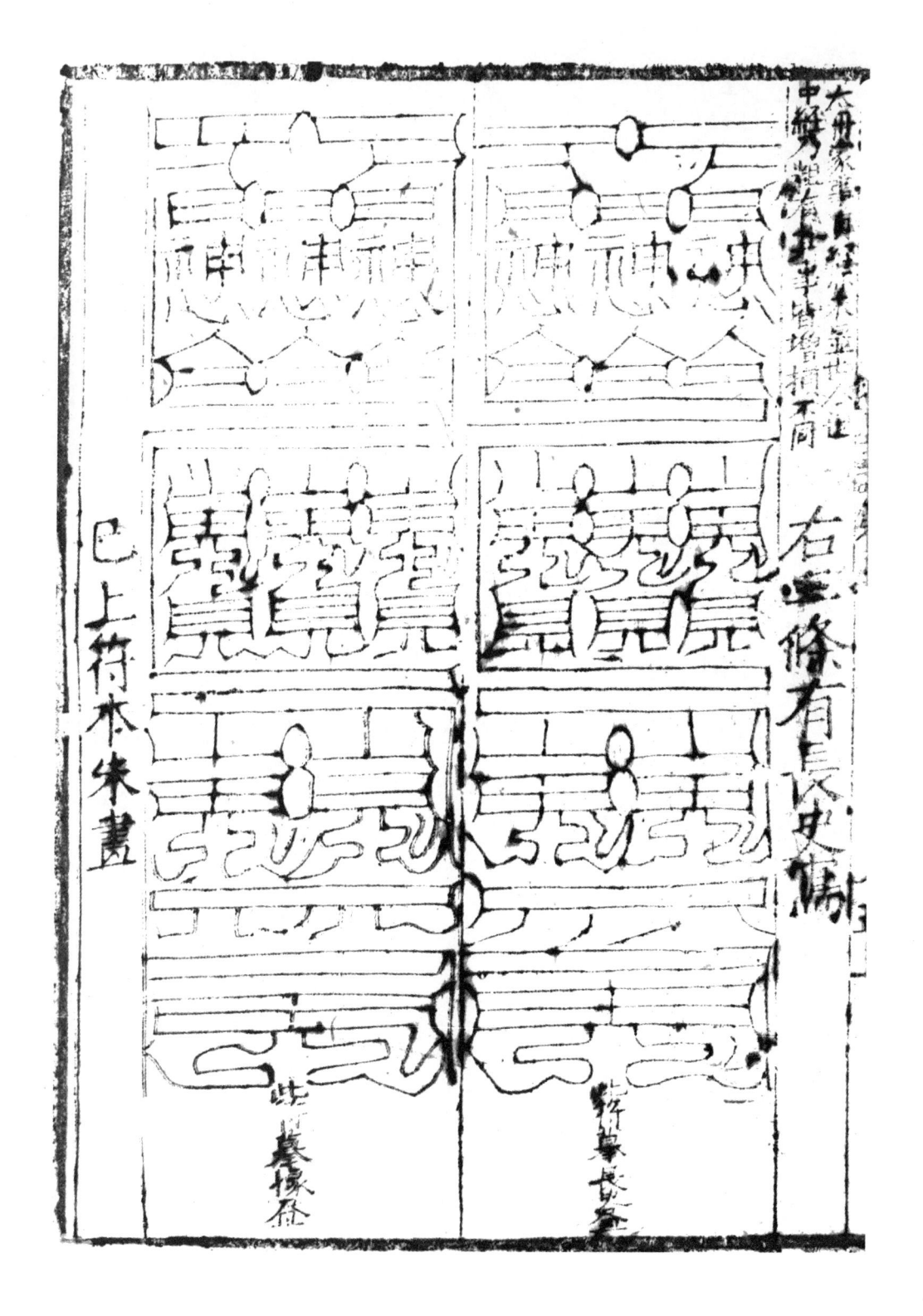

明堂内經開心辟妄符王君撰用開日旦向王朱
書再拜服之祝曰
五神開心徹聽絶音三魂攝精盡守丹心使我勿
妄五臟遠尋拜畢祝祝畢乃服服畢咽液五過叩
齒五通勿令人見（凡妄字謂皆應作忘）若不用開日以月旦月十
五日二十七日一月三服一年便驗秘術也（右符及此三條有長史掾寫兩本掾朱書）
東卿司命曰先師王君昔見授太上明堂玄真上
經清齋休粮存日月在口中晝存日夜存月令大
如環日赤色有紫光九芒月黃色有白色十芒存

咽服光芒之液常密行之無數若不修行之時令
日月還住面明堂中日居左月居右令二景與目
童合氣相通也此道以攝運生精理和魂神六丁
奉侍天兵衛護此上真道也大上玄真經先盟而
後行行之然後可聞玉佩金璫之道耳季偉昔長
齋三年始成竭單思乃能得之於是神光映身然
後受書耳此玄真之道要而不煩吾常寶秘藏之
囊肘故以相示有慎密者也明堂玄真自有經經
亦少耳大都口訣正如此而行之偉昔亦不得經
但按此而行始乃得經耳爾欲得可就偉取玉佩

隱書非偽所見耳
夜行及寘卧心中恐者存日月還入明堂中須臾
百邪自滅山居恒爾此為佳右此是說女真經存之法其大經在茅傳中
右三條楊書
太虛真人南岳赤君内法曰以月五日夜半時存
日象在心中日從口入也使照一心之内與日共
光相合會畢當覺心暖霞暉映驗良久乃祝曰
大明育精内鍊丹心光暉合映神真來尋畢咽液
九過到十五日二十五日二十九日復作如上使
人開明聰察百關鮮徹面有玉光體有金澤行之

十五年太一遣寳車來迎上登太霄行之務欲數

不必此數日作也

右一條出太上消魔經中此經亦未出世 右一條長史寫

東華真人服日月之象上法

男服日象女服月象日一不廢使人聰明朗徹五

臓生華魂魄制錬六腑安和長生不死之道

此兩字是墓 真本朱書

右書日月象法亦可圓書日也右一條 楊書

右此二法不審是何真所受

漢孝明皇帝夢見神人身長丈六項生圓光飛在

殿前欣然悅之遍問朝廷通人傅毅對曰臣聞天
竺國有得道者號曰佛傳聞能飛行身有白光殆
其神乎帝乃悟即遣使者張騫羽林郎秦景博士
王遵等十四人之大月氏國採寫佛經四十二章
祕蘭臺石室第十四即時起洛陽城西門外道北
立佛寺又於南宮清涼臺作佛形象及鬼子母圖
帝感非常先造壽陵亦於殿上作佛像是時國豐
民安遠夷慕化願爲臣妾佛像來中國始自明帝
時耳此說粗與外書同而長安中似久已有佛法裴君即是其事且佛法乃與天竺罽賓而月氏元有與此爲異今既欲說小方諸奉佛故先宜叙此也按張騫非前漢者或姓名同耳傳毅字仲武見後漢書秦景王遵等不顯此寺名白馬寺明帝乃葬顯節陵此云壽陵皆是諸帝在位時皆預造壽陵猶今世人作壽冢非陵名也外書記亦云遣郎中張堪或云郎中張愔並往天竺寫致

經家并淵明來至又說今此說未必是真受猶可揚君疏出語耳但真經誥中自多有論及天事也方諸正四方故謂之方諸一面長一千三百里四面合五千二百里上高九千丈有長明太山夜月高丘各周廻四百里小小山川如此間耳但草木多茂蔚而華實多精粲饒不死草甘泉水所在有之飲食者不死青君宮在東華山上方二百里中盡天仙上真宮室也金玉瓊瑤雜為棟宇又有玄寒山山上別為外宮宮室周二百里中方諸東西面又各有小方諸去大方諸三千里小方諸亦方面各三百里周廻一千二百里亦各別有青君宮室又特多中仙人及靈

鳥靈獸輩大方諸對會稽之東南小看去會稽岸七萬里東北看則有湯谷建木鄉又去方諸六萬里方諸當是乙地湯谷是甲地見日寅至卯十万里方五隅七言之邪角十四万里故去會稽七万里也大方諸之西小方諸上多有奉佛道者有浮圖以金玉鏤之或有高百丈者數十曾曾應作層鏤也其上人盡孝順而不死是食不死草所致也皆服五星精讀夏歸藏經用之以飛行按夏后連山殷曰歸藏與此不同似如三墳之雜書佛道下作比丘形服世人謂在家菩薩耳大方諸之東小方諸上多奇靈寶物有白玉酒金漿沔青君畜積天寶之器物盡在於此亦多有仙人食不死草飲此酒漿身作金玉色澤常多吹九靈簫以自娛樂

能吹簫者聞四十里簫有三十孔竹長二三尺九簫同唱百獸抃舞鳳凰數十来至和簫聲

大方諸宫青君常治處也其上人皆天真高仙太極公卿諸司命所在也有服日月芒法雖已得道爲真猶故服之霍山赤城亦爲司命之府唯太元真人南岳夫人在焉李仲甫在西方韓衆在南方余三十一司命皆在東華青童爲大司命總統故也揚君行云東軒勒事不知當在第幾位耳

直存心中有象大如錢在心中赤色又存日有九芒從心中上出喉至齒間而芒此字儗作真徊還胃中如此良久臨目存此字儗作真自見心胃中分明乃吐氣嗽液三十九過止一日三爲之行之一年疾病除五年身有光彩十八年必得道行日中無

[illegible]百鬼千惡災氣恒存日在心月在泥丸中
服月華如服日法存月十芒白色從腦中下入喉
芒亦不出齒間而迴入胃
右此方諸真人法出大智慧經上中篇此即應是消魔智慧七篇之限也
常能用之保見太平
右南極夫人所告
行此日在心月在泥丸之道謂省易可得旨行無
中廢絶者也除身三尸百疾千惡鍊䰟制魄之道
也日月常照形中則鬼無藏形青君令故行之吾
則其人也令以告子子脫可密示有心者耳行此

道亦不妨行寶書所服日月法也兼行益善善○

仙人一日一夕行千事初不覺勞明懃道之至生不可失矣寶書日月即謂紫文所用者

右西城王君告此並告掾君令以示諸許也

爲道當如射箭箭直徑不顧乃能得造堋的操志入山唯往勿疑乃獲至真

玄清告按南極西城玄清三方乃其本當有所分隸既及此戒及詩各一條耳不審此當是何時所降

右八條並楊書

行此四道按玉玄上法一年便聾視聽自可懃之本之無疑亦是中君此事先並前紙此又不知是何法也

太極真人云讀道德經五千文萬遍則雲駕來迎萬遍畢未去者一月二讀之耳須雲駕至而去

右二條某書

山世遠受孟先生法暮臥先讀黃庭内景經一過乃眠使人魂魄自制鍊恒行此二十一年亦仙是爲合萬過夕得三四過乃佳此岳將夫人云此經亦使人無病是不死之道也（此二十一年夕一過不得一恐應爲七歲八字不爾夕則二三過耳）

存五星當謹按八素以王星爲始存以生氣時若不王星先出着故宜不先存王也至於視星入室

任意耳唯以懃感為上耳亦不必須都見星然後
速通也視之益審耳清靈君告存思要法當覺日
覩五星於方面並乘芒而下行我然後依王星下
而存王星但吞咽一芒畢又當鎮星下又存鎮星
良久總五星各一芒使俱入口而咽之如鎮星星
過數也此一事異法經月無此說
若頓存五星自當依常法不必存對星下也依此言則後昆畢○
法也

六月一日夜青靈真人言右四條楊書寄當為消也

日中五帝字曰日魂珠景照韜綠映迴霞赤童玄

炎飈象凡十六字此是金闕聖君採服飛根之道

昔受之於太微天帝君一名赤丹金精石景水母

玉胞之經

右英云珠圎會暉韜綠凝日霞煥明赤

靈秉靈玄炎散光飈象鬱清此日之勢

也神之感也此說扶紫文曰日魂事義旨不正可領

右二條ム書

扶晨始暉生紫雲映玄阿煥洞圎光蔚晃朗濯耀

羅眇眇靈景元森洒空清華九天館玉賓金房烟

霄歘

右大洞真經中篇今鈔數行今洞經亦有此四句

外國呼日爲濯耀羅方諸真人呼日爲圓羅曜夢見此濯耀羅者日之應也紫雲中人者胎宮神也玄真之道矣日德蔭澤長生之象紫雲同晨魂魄安也身康神寧從此始矣

辭四通已呈意氣安和此楊君自與長史書語耳

右英疏大洞真經言以釋夢濯耀羅之義也如別此亦紫書長史寫未畢

右四條楊書

微誠因理感積精洞幽真斐斐乘雲綵靈儀漸崇

烟眇眇濯貧羅佛佛駕飛輪玄鋤啓曚昧頤景恩自新長史既開於告賊詩一篇本注此即酬釋𦒍之辛也長史自書及古書作髣髴字皆作彷佛字此則是髣髴也此字已下至也字并失書

范幼仲遼西人也受胎化易形今來在此恒服三氣三氣之法存青氣白氣赤氣各如綖從東方日下來直入口中挹之九十過自飽便止爲之十年身中自有三色氣遂得神仙此高元君太素内景法旦旦爲之臨目施行視日益佳其法鮮而其事甚驗許侯可爲之矣范即是鄧陽中監也事在第四卷

右一條楊書

東海東華玉妃淳文期授含真臺女真張微子服

霧之法常以平旦於寢靜之中坐卧任巳先閉目
内視彷彿使如見五臓畢因口呼出氣二十四過
臨目爲之使目見五色之氣相纏繞在面上鬱然
因入口内此五色氣五十過畢咽液六十過畢乃
微祝曰太霞發暉靈霧四遷結氣琬屈五色洞天
神烟含啓金石華真藹鬱紫空鍊形保全出景藏
幽五靈化分合明扇虛時乘六雲和攝我身上升
九天畢又叩齒七通咽液七過乃開目事訖此道
神妙又神州玄都多有得此術者久行之常乘雲
霧而遊也

右一條楊書又掾書

守玄白之道常旦旦坐臥任意存泥丸中有黑氣存心中有白氣存臍中有黃氣三氣俱生如雲以覆身因變成火火又繞身身通洞徹内外如一旦行至向中乃止於是服氣一百二十都畢道正如此使人長生不死辟却萬害尤禁六畜肉五辛之味當別寢處靜思尤忌房室房室即死

初存出氣如小豆漸大衝天三氣纏烟繞身共同成一混忽生火在三烟之内又合景以鍊一身一身之裏五臟照徹此亦要道也

右二條有掾寫并右三事在論華陽第四卷中今又重鈔可修事出此耳其本文猶在彼卷

太極真人敕酆臺北帝使者三（此三字被後人黯不可復識）官制神滅（此九字又被牽以黯乃不可都識而非今所畫也）鬼靈符盛以重紫之囊係之頭上入穢淹脫也

衛符有三天直使者二人凶鬼萬邪有干佩符者即死（此下復有十字亦被黯不可復識）男女各佩一已別題之

小君令書此符相與佩之在玉馬經上一名北帝書（元符中有一符無題相傳云是北而玉馬經並未嘗見不敢為定）

一雄黃　二雌黃　三鉛黃

右三黄華先投朱砂一熟研之於器中次投雄黄熟研之次投雌黄熟研之次投鉛黄合研之良久成也（以膠清合研之）言一者以意為之一分之品量多少也

（此是論作三黄色以書符法真符多用此）

右三條楊書

合藥當令精不精者不自咎反責方之不驗若是人可謂咎乎可使鈔方合耳

可用菖蒲五兩所以用十兩未知道門戶之人耳

可用茱萸根皮二兩　雲芝英三兩

此周君口訣（此是論合初神丸藥其方在蘇傳中即言周紫楊所撰故受此訣又告長史也）

右一條公書

成治术一斛清水㮤洗令盛訖乃細搗為屑以清水二斛合煑令爛以絹囊盛絞取汁置銅器中湯上蒸之内白蜜一㪷大乾棗去核熟細研令皮肉和會取一㪷又内术蜜之中絞令相得如餔狀日食如彈丸三四枚一時百病除二時萬害不傷三時面有光澤四時耳目聰明三年顔如女子神仙不死

又法成术一斛水盛洗洗乃乾乾乃細搗為屑大棗四㪷去核乃搗令和合清酒五㪷會於銅器○

煎攪使成餌狀日服如李子三丸百病不能傷而
面如童子而耐寒凍
又法术散五斤茯苓煑三沸擣取散五斤右二物
合和更擣三千杵盛以密器旦服五合百災百毒
百疾不能犯面童而壯健久服能飛越峯谷耳聰
目明矣此三方有掾寫以是紫微夫人所授縱术敍後者
鍊麻腴法清水三斛麻腴一斛薤白二斤合三物
會煎之以木蓋蓋上勿令腴焗散出取一斛止內
酒中服之亦可單服此一方有長史寫乃別出衆藥丹方中而出之方本又加葱白二斤
太極真人遺帶散白粉服一刀圭當暴心痛如刺

三日欲飲飲既足一斛氣乃絶絶即是死也既欲
失尸所在但餘衣在耳是爲白日解帶之仙若知
藥名者不復心痛但飲是一斛仍絶也既絶巳自
覺所遺尸者在地也臨時自有玉童玉女以青𫐐
輿共來載之也欲停者當心痛三日節與飲耳其
方亦可舉家用方用雲霞衣九兩是其首此一條不似出何君手即應是白隱所撰也世未見方

石一條厶書

齋者不宜雜不齋者而相混並未體正道從宜改
之

○道之高神虎經是也自非傳授者皆不得令其見所寫之紙也此又亦未體矣

南真云寫神虎文不精則萬物不爲已用心將徒勞耳得紙更留心謹寫燒　先者寫上書當恒燒香文之左右亦初不能令專使烜恒清也精誠務在匪懈求道唯取於不倦耳此又近於替乎

夫得道者常恨於不早聞受夫道者常恨於不精懃何謂精耶專篤其事也何謂懃耶恭繕其業也既加之以檢慎守之以取感者則去真近矣爾其營之勿忘也此前五條並似此告楊君

受書則師乃耻之耶真心既有不盡獲考者非一
人子徃師蘇林守一當先齋受戒能得此度世幾
末可量也
九華真妃言守五斗內一是真一之上也皆地真
人法也
上黨王真京兆孟君司馬季主皆先按於此道而
始矣
魯女生邯鄲張君今皆在中岳及華山正守此一
亦可得漸階上道而進復為不難也五斗內一消
子內法昔所授於峨嵋山臺中本其外守一玄一之

屬莫有逮其蹤者也
小君言五辟真一即今解傳中分至日所存用者是也
中君曰良懃不休吾當與其流珠真此亦中真之上道也流珠亦九宮家事其經未出世此前五條並似令告牙也
又云性躁暴者一身之賊病求道之堅梯也遂之者真去改之者道來每事觸類皆當柔遲而盡精絜之理如此幾乎道者也此語似令告掾
小茅君云丹砂雄黃雌黃家家皆有之至於無一人合藥者也有如傳國璽印父傳子子傳孫耳好道而不專瘦志而不固華名鍾於匈心榮味交於

外視萬〻皆是也適足疲我三〻官之司矣此語似令告乎

可令許斧數沐浴濯其水疾之氣也消其積考之瑕也亦致真之階

右紫陽真人言

沐浴不數魄之性也違魄反真是練其濁穢魄自亡矣

右紫微夫人言

上道法衣巾不假人不同器皿者車服牀寢不共之也所以遏穢垢之津路防其邪風之往來耳此其易行而更以為難所為信道不篤欲飛反沉者

也心遣何必言哉其自當知所為此三條似答長史

右南岳夫人語右十六條並楊君書又有掾書

人卧牀當令高高則地氣不及鬼吹不干鬼氣之

侵人常依地而逆上耳高讀三尺可上也

人卧室宇當令潔潔則受靈氣不盛則受故氣

故氣之亂人室宇者所為不成所作不立一身亦

爾當數沐浴潔不爾無冀盥字是浄器中盥手之盥字故作盥也諸經中通如此

勿道學道學道鬼犯人亦不立使人病已上是體未

真故書本去一言事洪減並如此可不嗚此六條本在鄧雲記中楊君又掾書

大洞真經高上內章遏邪大祝上法

曰每當經危險之路鬼廟之間意中諸有疑難之
處心將有微忌教所經履者乃當先反舌內向咽
液三過畢以左手第二第三指攝兩鼻孔下人中
之本鼻中隔孔之內際也三十六過即手急按勿
舉指計數也鼻中隔之際名曰山源山源者一名
鬼井一名神池一名邪根一名魂臺也攝畢因叩
齒七通畢又進手心以掩鼻於是臨目乃微祝曰
朱鳥淩天神威內張山源四鎮鬼井逃亡神池吐
氣邪根伏藏魂臺四明瓊房零琅玉真巍峩坐鎮
明堂手揮紫霞頭建神光執詠洞經三十九章中

○○邪龍虎截岳斬墠猛獸奔牛銜刀吞鑲揭山
攫天神雀毒龍六領吐火啖鬼之王電猪雷父掣
星流横梟礚駮灼逆風横行天獨羅陳皆在我傍
吐火萬丈以除不祥羣精啓道封落山鄉千神百
靈併手叩顙澤尉捧燈為我燒香所在所鄉萬神
奉迎畢又叩齒三通乃開自除去左手
手按山源則鬼井閉門手薄神池則邪根散分手
臨魂臺則玉真守関於是感激靈根天獸來衛千
精震伏莫干我氣此自然之理使忽爾而然也
鼻下山源是一身之武津真邪之通府不真者所

以生邪氣爲真者所以遏萬邪在我運攝之耳故吉凶兆焉

明堂中亦一身之文池死生之形宅存其神可以眇乎内觀𢽘其道所以致乎朽爛故由我御順其術而死生悔吝定焉

右二條出大洞真經高上首章此一條不審誰受有長史寫此經亦未出世也

夜行常當琢齒亦無正限數也煞鬼邪鬼常畏琢齒聲是故不得犯人也若兼以漱液祝説益善

世人有知酆都六天宫門名則百鬼不敢爲害欲

()[illegible]常先向北祝之三過微其音也祝曰吾是太
上弟子下統六天六天之宫是吾所部不但所部
乃太上之所主吾知六天門名是故長生敢有犯
者太上斬汝形第一宫名紂絶陰天宫以次東行
第二宫名泰煞諒事宗天宫第三宫名明辰耐犯
武城天宫第四宫名恬照罪氣天宫第五宫名宗
靈七非天宫第六宫名敢司連宛屡天宫止乃琢
齒六下乃卧辟諸鬼邪之氣如此凡三過也此二法出酆都記今鈔相隨
北帝煞鬼之法先叩齒三十六下乃祝曰天蓬天
蓬九元煞童五丁都司高刁北公七政八靈太上

浩凶長顱巨獸手把帝鍾素梟三晨嚴駕巨龍威
劍神王斬邪滅蹤紫氣乘天丹霞赫衝吞魔食鬼
横身飲風蒼舌緑齒四目老翁天丁力士威南禦
凶天騶激戾威北衝鋒三十萬兵衛我九重辟尸
千里又却不祥敢有小鬼欲來見裝攫天大斧斬
鬼五形炎帝列血北斗燃骨四明破骸天遊滅類
神刀一下萬鬼自潰
畢四言輙一啄齒以為節也若冥夜白日得祝為
恒祝也鬼有三被此祝者眼精盲爛而身即死矣
此上神祝皆斬鬼之司名北帝秘其道若世人得

此法恒能行之便不死之道也男女大小皆可行
之
此所謂北帝之神祝煞鬼之良法鬼三被此祝皆
自死矣常亦畏聞此言矣困病行此立愈叩齒當
臨目存見五臟厶此中一字楊本穿壞不可識掾亦仍闕无
具五神自然存也酆都中祕此祝法令密及之耳
不可泄非有道者共祕之乎
右五條楊書又掾寫楊書北帝祝是口
受時書極多儳黯改易
風病之所生生於丘墳陰濕三泉壅滯是故地官

以水氣相激多作風痺風痺之重者舉體不授輕者半身成失手足也若常夢在東北及西北經接故居或見靈牀處所者正欲與冢氣相接耳墓之東北爲徵絶命西北爲九戹此皆冢訟之凶地若見亡者於其間益其驗也

若每遇此夢者卧覺當正向上三琢齒而祝之曰太元上玄九都紫天理魂護命高素真人我佩上法受教太玄長生久視神飛體仙冢墓永安鬼訟塞姦魂魄和悦惡氣不烟遊魅冈象敢干我神北帝呵制收氣入淵得録上皇謹奏玉晨如此者再

祝祝又三叩齒則不復夢冢墓及家死鬼也此北
帝秘祝也有心好事者皆可行之若經常得惡夢
不祥者皆可按此法於是鬼氣滅也邪魅散形也
此應令以授長史也但許姓羽音今云東北
徵絶商是爲不同又九鬼之名摹書兄法
手臂不授者沉風毒氣在脉中結附痺骨使之然
耳宜針灸針灸則愈又宜按北帝曲折之祝若行
之百過疾亦消除也先以一手徐徐按摩臂良久
畢乃臨目内視咽液三過叩齒三通正心微祝曰
太上四玄五華六庭三魂七魄天關地精神符榮
衛天胎上明四支百神九節萬靈受録玉晨刊書

玉城玉女侍身玉童護命永齊二景飛仙上清長與日月年俱後傾超騰升仙得整太平流風結痾注鬼五飛魍魎冢氣陰氣相徊陵我四支干我盛衰太上天丁龍虎曜威厥斬鬼不祥風邪即摧考注匿訟百毒隱非使我復常日月同暉考注見犯北辰收摧如有干試干明上威畢此亦以告長史也長史極多惡夢恒有冢注氣又患飲癖及兩手不理故每按諸法并針灸在後▲若弟子有心者按摩疾處皆用此法但不復令臨目內視咽液啄齒耳

青唇覽者居林廬山中為鬼所擊舉身不授似如綿囊有道人教按摩此法皆即除也此北帝曲折

之法諸疾有曲折者用此法皆佳不但風痺不授而已也唐覽宅別所出不知何時人也

酆都北帝有此數法亦參於高仙家用也又有曲折經藏著西明公處周文王為酆都西明公也

鄭子真則康成之孫也今在陽翟山昔初學時正患兩腳不授積年其晚用針灸並行曲折祝法百日即除鄭玄唯有一兒為賊所害有遺腹子名小同耳既不入山又復不病腳此子真又非谷口者進退無甚者亦力當攄唐覽今在華山得虹丹法合服得不死前來至此並應是保命所告十三過針三過灸無不愈左手勝右手也少陽左肘手脉內纏故宜十三過針乃得理內脉入少陽也灸氣得溫浮

上臂血得風痺故宜三過灸乃得補定流津使筋屬不滯也灸手幽関及風絃并五津凡三處急要也當侍佳日我自別相示也保不使爾失此手也

右中候夫人言手幽関風絃五津凡三處偃側奄及諸灸經並无此穴名

夫風考之行也皆因衰氣之間隙耳體有虧縮故病来侵之也若今差愈誠能省周旋之役者必風痾除也今當為攝制家注之氣爾既小佳亦可上家訟章我當為関奏之也於是注氣絶矣

昔鄧雲山傳當得道頭兩手不授吾使人語之令灸風徊曲津兩處耳六七日間便得作五禽按摩

針力訖當語所灸處又心存行道亦與身行之無異也昔趙公成兩脚曳不能起旦夕常心存拜太上如此三十年太上真人賜公成流明擅桓散一劑即能起行後遂得道今在鵠鳴山下天存拜及心行道之時皆燒香左右如欲行事狀也此謂内研太玄心行靈業栖息三宮偃逸神府者矣

右保命言風伺曲津兩處若經亦无此穴冢訪音乎不見有真本郎云上趙公成並不別顯出也

夜卧覺存日象在疾手中握之使日光亦芒從臂中逆至肘腋間良久日芒忽還成火燒臂使臂内外通匝洞徹良久畢乃陰祝曰

四明上元日月氣分流光煥曜灌液凝魂神光散景萬獄鍊烟洞徹風氣百邪燔然使得長生四支完全注宮考鬼收付北辰畢存思良久放身自忘

右保命說此云按消魔上祕祝法此經亦出世矣

猶是智慧七卷限者未審小君亦安得見之

右八條並掾書寫

暇具以墓事請問荀侯荀侯云極陰積泣久經墳塋遂使地官激注冢壹沈滯風邪之興恒經此而作然衝氣欲散作考漸歇鎮塞之宜未為急也不如通婦墓之井以潤平易遷之塋救渴患乎路人

陰惠流於四衢植唐棣於龍川散松楊以固標此
其所利耶荀侯即應是荀中候也此即長史婦亡後所告范幼冲漢時尚書郎□缺一字
鮮地理乃以冢宅爲意魏末得來在此童初中其
言云我今墓有青龍秉氣上玄辟非玄武延軀虎
嘯八垂始神仙之兵窟鍊形之所歸乃上吉冢也
其言如此此猶是前所服三氣之范幽四靈爲同墓法而形相莫辨又以朱鳥爲上玄亦所未詳也積善熏德慈心
在物兼修長存之方洞守形中之寶者雖有此墓
爲以示始終之觀耳至於神全得會熙鏡玄關亦
何時永爲朽物不復生出耶此墓之人斯可謂應
運矣此並論長史婦所塟墓事

辛玄子所言辛玄子事在第五卷中

右三條楊書

夫欲建吉冢之法去塊後正取九步九尺名曰上玄辟非華蓋宫王氣神趙子都冢墓百忌害氣之神盡来屬之能制五土之精轉禍為福佚王之埸招摇欲隱起九尺以石方圓三尺題其文埋之

青龍秉氣

上玄辟非

土三尺也世間愚人徒復千條萬章誰能明吉凶四相刑辟非之下冢墓由此而成亦由此而敗非神非聖雖可明也

玄武延軀必能審此術子孫無復冢墓之患能知

墳墓之法千禁萬忌一皆厭之必反凶

為吉能得此法永為吉冢不足宣也此一紙異

虎嘯八垂手書青氏依如此法亦為可解其九步九尺而不云十步三尺者是九尺入冢裏正取中心為數也但辟非應是朱鳥而云冢後若徵冢甲向朱鳥在西南明冢庚向朱鳥在東此所不論耳

負三尺題其文曰天帝告土下冢中王

氣五方諸神趙公明等某國公侯甲乙

年如干歲　生值清真之氣死歸神宮翳

身冥鄉潛寧冲虛辟斥諸禁忌不得妄

為害氣當令子孫昌熾文詠九功武備

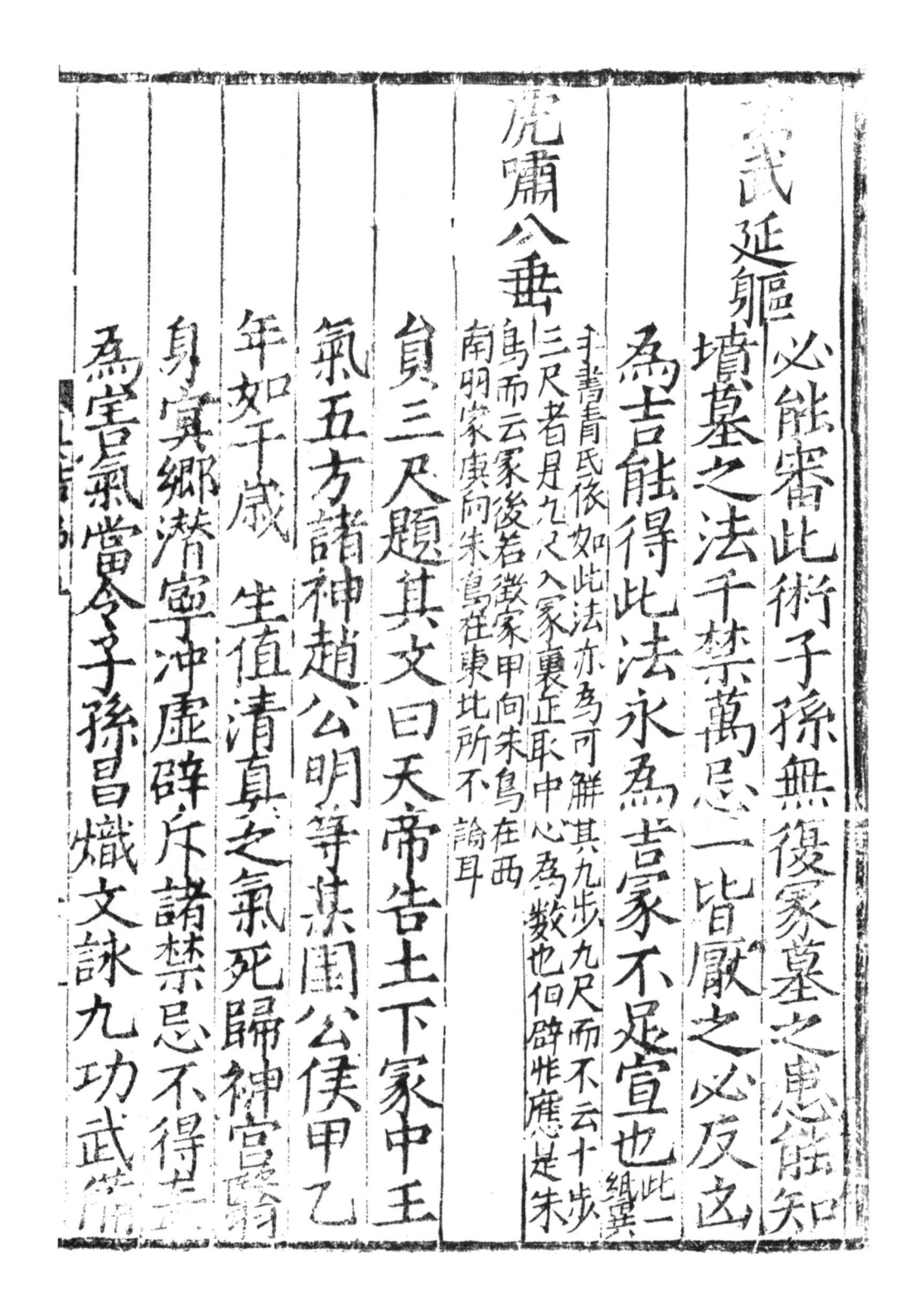

七德世上貴王與天地無窮一如上下

九天律令（負三尺猶是方負方負之法六功此是等如印形也道之領　令千二百官儀乃以為溫鬼之名九功士德事出左傳）

夫施用此法慎不可令人知若云家之甚

王相刑害諸不足者一以填文厭之盡

不厭伏反凶為吉【印】（行下被割余一字如此當存此字　後行又被剪語則未盡也後負三）

（及來別一紙復是異人迹不与前同而俱書青紙色理亦小殊　疑此並寫非真前范盛既有告言恐後人因以造法耳）

上清真人馮延壽口訣（前云是楚市之人西岳真人馮延壽西岳之方自不　妨上清之目也此後凡十四事雖未見真手而並其事）

（旨不乖真法故別　撰錄附於卷末）夫學生之道當先治病不使體有虛邪

及血少腦減津液穢滯也不先治病雖服食行氣

無益於身昔有道士王仲甫者少乃有意好事神

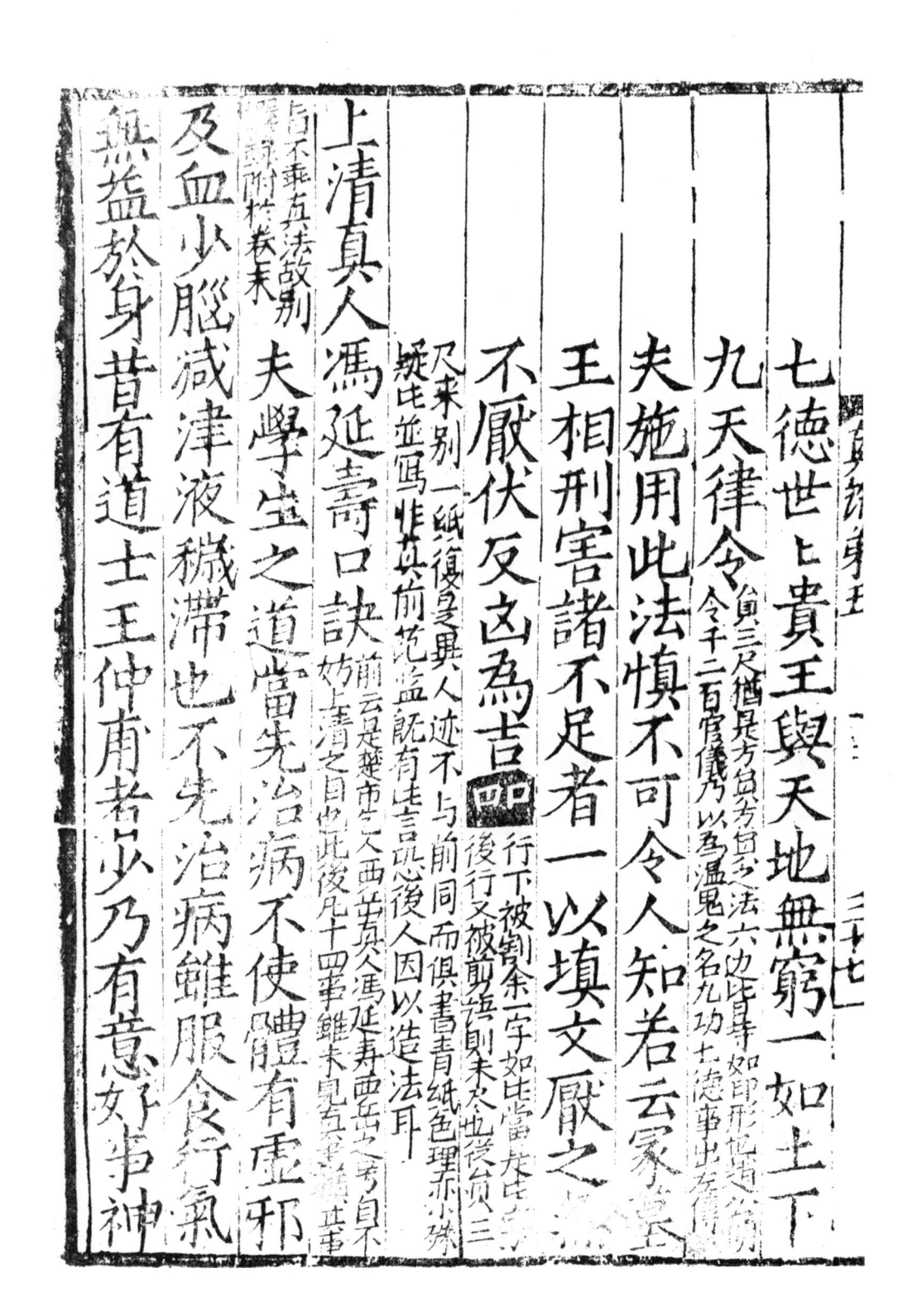

仙恒吸引二景飡霞之法四十餘年都不覺益其子亦服之足一十八年白日升天後南岳眞人忽降仲甫而教之云子所以不得升度者以子身有大病腦宫虧減筋液不注靈津未溢雖復接景飡霞故未爲身益仲甫遂因服藥治病兼脩其事又一十八年亦白日升天今在玄州受書爲中岳眞人領九玄之司于今在也此說殊切事要仲甫父子无余别顯也

夫學生之夫必夷心養神服食治病使腦宫填滿玄精不傾然後可以存神服霞呼吸二景耳若數行玄接漏泄施寫者則氣穢神亡精靈枯竭雖復

玄挺玉籙金書太極者將亦不可解於非生乎在昔先師常誡於斯事云學生之人一接則傾一年之藥勢二接則傾二年之藥勢過三以往則所傾之藥都亡於身矣是以真仙之士常慎於此以為生生之大忌（此事彌會衆經之旨）

夫學道唯欲嘿然養神閑氣使極吐氣使微又不得言語大呼喚令人神氣勞損如此以學皆非養生也

凡存神光行真仙之事者又不得以衣服借人亦不服非己之物諸是巾褐履屐之具皆使鮮盛三

魂七魄或栖其中亦為五神之氣忌滲泄故也又八節之日皆當齋戒謀諸善事以營於道之方也慎不可以其日忿爭喜怒及行威刑皆天人大忌為重罪也

右三條亦與經事相符

凡研味至道及讀誦神經者十言二十言中輒當一二過舐脣咽液百言五十言中輒兩三過叩齒以會神靈充和血氣使靈液凝满帝一欣宅所謂冲氣不勞啓血不泄也此別一法經中未見其事也

學生之法不可泣淚及多唾泄此皆為損液漏津

使喉腦大竭是以真人道士常吐納咽味以和六液

凡甲寅庚申之日是尸鬼競亂精神躁穢之日也不可與夫妻同席及言語面會當清齋不寢警備其日遣諸可欲

凡五卯之日常當齋入室東向心拜存神念氣期感神明邪適意所陳恒如此者玉女降侍此三條与經語亦互相同者也

常以本命之日向其方面叩齒三通心存再拜而微祝者

太一鎮生三氣合真室胎上景毋玄父元生我五

臟攝我精神下灌玉液上朝泥丸夕鍊七魄朝和三魂右命玉華左嘯金晨令我神仙役靈使神常保利津飛行十天祝畢又心拜四方叩齒三通咽液三過此名爲太上祝生隱朝胎元之道常能行之令魂魄保守長生神仙未見此經法

凡入室燒香皆當對席心拜叩齒陰祝隨意所陳唯使精專必獲靈感此亦朝靜之例也

凡人常存思識己之形極使髣髴對在我前使面上恒有日月之光洞照一形使日在左月在右去面前令九寸存畢乃琢齒三通微祝曰

元胎上真雙景二玄右抱七魄左拘三魂令我神明與形常存祝畢又叩齒三七過咽液七過此名爲帝君鍊形拘魂制魄之道使人精明神仙長生不死若不得祝者亦可單存之耳（道授乃有識形而未見此祝法）

又學道之士當先檢制魂魄消滅尸鬼常以月晦朔之日庚申甲寅之日當清齋入室沐浴塵埃正席而坐得不眠者益善以真朱筆點左目眥下以雄黄筆點右鼻下令小半入谷裏也點畢先叩齒三通微祝曰

上景飛纏朱黄散烟氣攝虛邪尸穢沉泯和魂鍊

魄合禮大神令我不死萬壽永全聰明徹視長享
利津祝畢又啄齒三通咽液三過并右手第二指
躡右鼻孔下左手第二指躡左目下各七過當盡
陰按之勿舉手也於是都畢按此二處是七魄遊
尸之門戶鈇精賊邪之津梁矣故受朱黃之精塞
尸鬼之路引二景之薫還淫亂之氣也此太極上
法常能行之則魂魄和柔尸穢散絶長生神仙道
氣徹視行之三年色念都泯矣此頗似太霄真人法可兼修用之
凡上清叩齒咽液法皆各有方先後有次不得亂
雜使真靈混錯也

夫叩齒以命神咽氣以和真納和因六液以運入制神須鳴鼓而行列矣

凡存修上法禮祝之時皆先叩齒上下相叩勿左右也一呼一吸令得三叩爲善須禮祝畢更又叩齒乃得咽諸氣液耳此名爲呼神和真以求升仙者也吾屢見僞俗之人或誤定經文先後雜亂無有次緒用以爲益良可悲也（此亦同五神經中意旨）

右本卷記此

養性禁忌口訣（復有此諸條亦未見真正而似是二許抄事皆仙人條用小訣有助於施行故並撰錄）

黄仙君口訣服食藥物不欲食蒜及石榴子猪肝

生升天劉京亦用此術出神仙傳今爲海神之宗劉京淪洪未人出飛步經後

女仙程偉妻口訣服食勿食血物食血物使不得

去三尸干肉可耳程偉爲漢期門郎其婦知方事見葛洪内篇也

鳳綱口訣道士有疾閉目内視心使生火以燒身

身盡存之使精如彷彿疾病即愈是痛處存其火

鳳綱者出神仙傳能釀百草花以起死者

陳安世口訣道士結頭理髮及飲食施履屐枕褥

勿令非道士踏見其理髮干其飲食動其履屐用

其枕褥彼俗尸魄形中之鬼來侵我神也所以道

士捜士林而幽身者皆欲遠茲囂穢絶放人間之

業是恐外物凡自犯其性命也祕之（陳出神仙傳）
李少君口訣道士求仙不欲見死人尸損神壞氣之極人君師父親愛不得已而臨之耳所以道士去世不事王侯是無君也塊然獨存是無友也唯父母師主不得不臨喪致感極之哀不忝性命之傷耳茍以此故而傷是以無傷之也吾其祕之故口傳焉（漢武臣出神仙傳）
女仙人劉經妻口訣求仙者勿與女子三月九日六月二日九月六日十二月三日是其日當入室不可見女子六尸亂則藏血擾潰飛越三魂失

犬頭肉至忌都絕為上道士自不可食猪犬肉
又房中既令藥力不行又計食一斤損筭百日子
其慎之（此彭祖郭子撰傳者）
青牛道士口訣暮卧存日在額上月在臍上辟千
鬼萬邪致玉女來降萬禍伏走祕驗（即封君達也出神仙傳五岳序）
沈義口訣服神藥勿向北方大忌亥子日不可唾
亡精失義減損年命藥勢如土（沈出神仙傳）
呂恭口訣入山之日未至山百步先却行百步反
足乃登山山精不犯人眾邪伏走百毒藏匿（呂出神仙傳）
欒巴口訣行經山及諸靈廟祠閒存口中有真人

字赤靈丈人侍以玉女二人一女名華正一女名攝精丈人著赤羅袍玉女二人上下黃衣所存畢乃叱咤曰廟中鬼神遠來使百邪詣赤靈丈人受斬死衆精却千里此是三天前驅使者捕鬼之法即東豫章也出劉劍經神仙傳虎豹符及後漢書

東海小童口訣道士求仙勿與女子交一交而傾一年之藥力若無所服而行房內減筭三十年此上相青童君之別號也

東陵聖母口訣學道慎勿言有多爲山神百精所試以六月日存眼童子在泥丸中令內視身神長

神形氣逝積以致死所以忌此日者非但寒過淫泆而已將以安女宮女宮在申男宮在寅々申相刑々殺相加是日男女三尸出於目朱童之中女尸招男々尸招女禍害往來喪神虧正雖人不自覺而形露已損由三尸戰于眼中流血于泥丸也子至其日雖至寵之女子親愛之令婦固不可相對我先師但修此道而仙矣復不及至親無心者矣子其慎之矣經書出神仙傳又虎豹符中凡此雜事皆與真經相符並可按而施用也

真誥協昌期第三篇卷之第五

眞誥稽神樞第四篇上卷之第六

華陽隱居陶　弘景造

稽神樞

金陵者洞虛之膏腴句曲之地肺也履之者萬萬知之者無一保命君㬠作此言按㬠此旣在乙丑年六月已前甲子歲中事始論此受福之端也其地肥良故曰膏腴水至則浮故曰地肺歷世遊踐莫有知其處者句曲山源曲而有所容故號爲句容里過江一百五十里訪索即得凡此後紫書大字者並是三君傳所記也傳既以宝祕見之者稀今謹抄取說山事共相證顯按山形宛古東西澶迴故曰句曲從山嶺分界西及此屬句容東及南屬延陵句容壁為縣皆其里不復存此時應往來壇左右耳今由岩頭江水步道一百五六十里　江水之東金陵之左右間小澤澤東有句曲之山是也此蓋呼秣陵之金陵非地肺之金陵矣小澤即謂今赤山湖是也從江水直對望山東西左右正自如此也　此山洞虛內觀內有靈府洞

庭四開穴岫長連古人謂爲金壇之虛臺天后之便闕清虛之東窗林屋之隔沓衆洞相通陰路所適七塗九源四方交達眞洞仙館也此論洞天中諸所通達天后者林屋洞中之眞君位在太湖苞山下龍威丈人所入得靈寶五符處也清虛是王屋洞天名言華陽與比並相貫通也山形似巳故以句曲爲名焉今登中茅玄嶺前後望諸峯壟盤紆曲轉以太茅爲首東行北轉又折西行又漸東北行至吳橫及雷漫南北狀如在書巳字之形金陵者兵水不能加災厲所不犯河圖中要元篇第四十四卷云句金之壇其間有陵兵病不往洪波不登正此之福地也爾心悟焉是汝之幸復識此悟從誰所感發耶此河圖內篇所受及洛水之齧猶有四十餘卷存此語亦是示長史言相感悟乃從此若宣此語之所啟發矣句曲山其間有金陵之地地方三十七八頃是金陵之地肺

也土良而井水甘美居其地必得度世見太平圖內元經曰乃地肺土良水清句曲之山金壇陵可以度世上昇曲城又河書中篇曰句金之山其間有陵兵病不往洪波不登此之謂也後所稱河圖即是前要元篇語雖山壇字異並理无同此並指論金陵地肺一片地狀如此耳其餘処未必有所免辟耳金陵古名之爲伏龍之地河圖遊察故書記運會之時方來之定名耳至於金陵之號已二百餘年矣尋金陵之号起自楚時至秦皇過江敓氣乃改爲抹陵今秣陵縣舊治小丹陽今猶呼爲故治也晉太康三年割淮水之南屬之義熙九年移治鬪場元熙元年徙还今処此是江東之金陵耳偉所言二百余年者是吳孫權使人採金屯居伏龍山因名金陵自然響會所以歎河圖之逆兆也句曲山秦時名爲句金之壇以洞天內有金壇百文因以致名也外又有積金山亦因積金爲壇號

矣周時名其源澤爲曲水之穴按山形曲折後人合爲句曲之山漢有三茅君來治其上時父老又轉名茅君之山三君往曾各乘一白鵠各集山之三處時人互有見者是以發於謌謠乃復因鵠集之處分句曲之山爲大茅君中茅君小茅君三山焉統而言之盡是句曲之一山耳無異名也三茅山隱嶙相屬皆句曲山一名耳時人因事而諭今故有枝條數十作別名舊皆不爾也今以在南最高者爲大茅山中央有三峯連岑鼎立以近後最南者爲中茅山近北一山今孤峯上有聚石者爲小茅山大茅中茅間名長阿東出通延陵句曲阿西出通句容湖熟以爲連石積金牛馬嶺相帶狀如垣形其中茅小茅間名小阿東西出亦如此有小岸嶺相延自小茅山後去便有雷平燕口方隅大横良常諸山靡迤相屬垂至破罡瀆自大茅南伏有韭山竹吳山方山從此疊障連于吳興諸山至于雁浮窮於南海也

山生

黄金漢靈帝時詔敕郡縣採句曲之金以充武庫建孫權時又遣宿衛人採金常輸官兵師百家遂屯居伏龍之地因改爲金陵之墟名也河圖已得之於昔可謂絶妙今大茅山南猶有數深坑大坎相傳呼之爲金井當是孫權時所發采者也今此山近東諸處碎石往往皆有金砂云兵師乃屯居伏龍今則无伏有唯小近西有述墟昔乃名术墟今是良民述墟前十數里大茅有吴墟村以号頃言乃欲相似而伏不關金陵長史宅西北近長隱小岡下乃時有故破瓦器焦赤土甚多疑是人居處既至耕犂甚藏不伏存而了无井亦恐如長史井堙沒耳又小茅大横不見採金處大茅金井若是伏不應頓如此遠居三疑昧金陵之土似北邙及北谷關土堅實而宜禾穀掘其間作井正似長安鳳門外井水味是清源幽瀾洞泉遠沾耳水色白都不學道居其土飲其水亦令人壽考也是金津潤液之所溉耶子其秘之吾有傳紀具載其

事行當相示定錄君受作案令示許侯北邙山在洛陽北數里北谷關即孟津關也土色黃黑而肥腴鳳門即長安北門也今所擬金陵地並无正種植及往止鑿井者乃是无知案亦為直其灵受護不使輕得居焉吾有傳紀者即是三卯傳也按長史甲子年書云未見傳記則受此書時或在癸亥年中也傳中亦稱良土井水甜美居之度世故因此而顯言也

地處少少耳隱略十餘頃許高而平者六七頃也

既知其要覩其形勢便朗朗也故不曲示耳保命君答傳金陵之地方三十七八頃恐是其大垠所至々於其錄正當千余頃耳高平者是可住処也今地依說合望自可領略粗知其処若為仙立度世及種民者无患不自然得至苟非其分徒擔攸攸正徑勿承此強欲居之室必當畏諸方不立趣使移去耳

金陵之左右汧谷溪源陵之左有山也右有源汧名柳谷陵之西有源汧名陽谷山內經福地誌曰伏龍之地在柳谷之西金壇右可以高栖正金陵之福地也按今呼為柳谷汧者是源田公泉而西南流至述墟陽谷汧者今亢伏其名而長隱山岡後有小汧西流南折亦會昆述墟首又父老云陽谷汧[illegible]後據川注合為一汧出山重西行北轉亦會大汧論兩汧相交之內即是此地

下停極正故無以左右爲言但今之所云二谷不知即是昔號不雖有耆宿老相承傳譯斯大典汧源迎異必不可指的爲據也上古名此山爲山孔子福地記云崗山之間有伏龍之鄉可以避水辟病長生本所以名爲崗者亦金壇之背也是以百代百易非後本名良可歎也按今小茅東北一長大山名橫山云本名積彭崗山川即在所謂伏龍之東也又呼伏龍地爲𦬊地蓋亦粗有彷彿又見其長而高故呼爲長隱隱者於說又其言可隱障也此崗山雖多細石亦可居耳近東南以長史宅至雷平閒其有可住處多義興將高麗學合並立田舍於崗下近去長史宅四五里越桐栢之金庭吳句曲之金陵養真之福境成神之靈墟也五倍堯水東海傾人盡病死武安兵其如子何由我帶近洞臺之幽門恃此而傷佯耳古弼王王真人受令密示許侯此即桐栢帝晨所說言是越之境唯此兩金最爲福地者也武安者秦將白起擊趙於長平一日坑殺四十萬人古來兵傷莫復踰故別引之爲喻斯蓋所謂兵病不往洪波不登云大帥帶近洞天神真限衛故能令三灾不干右前來云云五條楊書大天之内有地中之

洞天三十六所，其第八是句曲山之洞，週迴一百五十里，名曰金壇華陽之天。傳中所載至第十天，并及酆都、五嶽、八海、神仙遠方夷狄之洞，既非此限，並不復疏出。

洞墟四郭，上下皆石也。上平處在土下，正當十三四里而出上地耳。此當是至太山頂爲言也。東西四十五里，南北三十五里，正方平。其內虛空之處一百七十丈，下處一百丈，下墌猶有原阜壠偃，上蓋正平也。向云高一百七十丈，下處一百丈，則是中央高，四邊斬下。今云上蓋正平，是只言其蓋平爾，而四邊猶有原阜處耳，非真去如板也。亦可是登巓阜之上，則於天爲下耳。其內有陰暉夜光、日精之根，照此空內，明並日月矣。陰暉主夜，日精主晝，形如日月之圓，飛在玄空之中。按諸洞天日月，皆各有此名，亦小小不同耳。猶是大天日月分精照之。既云晝夜，便有出沒，亦當與今日月同其明晦。今大天崖畔了不得窮，而小天邊際殆可揣尋。日月出入，則應有限，當是忽然起滅，不由孔穴，但未知其形質大小耳。

句曲之洞宫有五門南兩便門東西便門北門凡合五便門也今山南大洞即是南面之西便門東門似在柏枝阬洞即是北大便門而東西並不顯中君呈云東便小若兩口從此入至洞天最近而外口甚小又以石塞之事具在後則西便門亦當如阬但須尋覓也柏枝乃有及之洞口恐直前外亦不開此三門精心尋之自可見今雖大洞而以已被發去窮緣穢氣多故也北大洞猶有鬼神去來而真仙人出入都不由五門皆從小開設此門者爲示是山洞体製或外人應入故耳虛空之皆有石階曲出以承門口令得往來上下也人卒行出入者都不覺是洞天之中故自謂是外之路也日月之光既自不異草木水澤又與外無飛鳥交横風雲蓊鬱亦不知所以疑之矣所謂洞天神宫靈妙無方不可得而議不可得而因也世人採藥往往誤入諸洞中皆如此不便一疑異之而未聞得入華陽中如今荒竄之徒是所不論然得全者雖出亦恐不肯伏說之耳句曲洞天東通林

屋北通岱宗西通峨嵋南通羅浮皆大道也其間有小徑雜路阡陌抄會非一處也漢建安之中左元放聞傳者云江東有此神山故度江尋之遂齋戒三月乃登山乃得其門入洞虛造陰宮三君亦授以神芝三種元放周旋洞宮之內經年宮室結構方圓整肅甚惋懼也不圖天下復有如此之異乎神靈往來相推校生死如地上之官家矣今按地域方圓則林屋在東南羅浮在西南推岱宗峨嵋得正耳古道亦當五六千里北路至潁川間便應徑通三屋清虛天也元放當是爲緣武所遏後仍來後真暖乃云清齋五年然後乃得深進內外宮耳三君並恐是下品者也

良常北垂洞宮口直山領南行二百步有秦始皇埋藏白璧兩雙入地七尺上有小盤石在嶺

上以覆埳處李斯刻書璧其文曰始皇聖德平一山河巡狩蒼川勒銘素璧若摇即可得始皇所覆山川皆祀以玉璧不但句曲而已從此後畫字書皆是錄真君受書皆吾長史掾寫本前紀斷矣恐非起端語尋埋璧時在二茆得道之前而後乃真見如此明真人无所隱蔽矣撥傳所稱即是登岳時但云一双　爲異感應字双璧之書亦如禹山所刻作篆跡也今尋檢其處亦可見　蓋亦不小茆山北垂洞口一山名良常山本亦句曲相也鄰一名耳始皇三十七年十月癸丑始皇出遊十一月行至雲夢祠虞舜於九疑浮江下觀藉柯度梅渚過丹陽至錢塘臨浙江水波惡乃至西百二十里從峽中度上會稽祭夏禹望于南海而立石刻頌秦德於會稽山李斯請書而還過諸山川遂

登句曲北垂山埋白璧一雙於是會群官饗從駕
始皇歎曰巡狩之樂莫過於山海自今已往良為
常也爾乃群臣並稱壽咸曰良為常矣又鳴大鼓
擊大鍾萬聲齊唱洞駭山澤讚樂吉兆大小咸善
乃改句曲北垂曰良常之山也良常之意從此而
名撿林書云始皇三十七年正月出遊云夢丹陽浙江上會稽登台及禹墓南海刻石紀功还過吳渡江乘並北海至琅琊至平原得病七月丙寅崩於沙丘九月葬驪山如此之時皆未有濟曲阿是從延陵步道上至句容江乘路乃過停饗食設耳非必故詣句曲所以止住山北边下処遂不進前嶺且於時示未驗此山之靈奇祀璧之意者為通是接世設所以中君云所歷山川皆祀以玉璧號後主人名由地表小君以治成帝時嘆世書云治乎良常此洞蓋由因此成稱也又撿始皇崩發後令東載鮑魚以乱氣此應又是八月中如外書所說相似今依傳言乃是三十六年十月建亥為秦正月為出遊是至云夢丹不兩則是三十八年秋崩也未作秦曆不能得定癸丑是何月中比別更詳正之
日
王莽地皇三年七月
戊申此七月二十四日也遣使者章邑齎黃金百鎰銅鍾五枚

之於句曲三仙君五十斤金以為貨名鎰形如大錢無孔重一兩直錢一千五百鎰則百兩也光武建武七年三月丁已此三月二十四日也遣使者吳倫賫金五十斤獻之於三君今並埋在小茅山上獨高處壇上有聚石入地三四尺也此則今小茅山積石最高處是也此二事不顯真受中漢明帝永平二年詔敕郡縣修守丹陽句曲真人之廟按三君初得道乘白鵠在山頭時諸村邑人互見兼祈禱靈驗因共立廟於山東號曰白鵠廟每鄉里祀之時或聞言語或見白鵠在帳中或聞伎樂聲於是競各供侍此廟今猶在山東平阿村中有女子姓尹為祝逮山西諸村各各造廟大茅西為吳墟廟中茅後山上又有一小廟並歲事鼓舞同乎血祀盖已為西明所司非復真仙僚屬矣中茅山玄嶺獨高處司命君埋西胡玉門丹砂六千斤於此山深二丈許壇上四面有小盤石鎮其上其山左右當泉水下流水皆小赤色飲之益人此山下左右亦有小平處

可堪靜舍左元放時就司命乞丹砂得十二斤金陵前後並甚多大石而山上左右無正流水東南近下有長澗西南近下亦有小水度嶺居在處近此上有踊泉冬夏無乏水色不甚淸當無正平處唯東西唯當近澗左右爲好丹砂當是入洞時所請以合爐火九華丹右楊書大茅山中茅山相連長阿中有連古時名爲積金山此山中甚多金物其處宜人可索有水處爲屋室靜舍乃佳此數處亦任意耳快可合丹以修上道中茅之前大茅之後下麓長澗東西亦出山外對館此即隱居今所住東面一橫壟也此壟爲絕石石形負展填埋奇多穿穴側傍縱斜下深乃有無底處屢投擲物在中聞玲玲之響良久乃止云多金物亦當是支茅東真祇而接近而南有大石壁聳而折開口有洞入數丈漸狹小不復容人乃通風外數丈便有一湧泉冬夏清流即下雜頗負近外澗口又有湧泉水勢殊駛上著冬溫而夏冷今正對邏前小近下復有一穴亦如之隱居山上有一穴湧泉奇大水大旱未嘗增減色小白而甘美柔訪灌溉無能俱悵往山西自不得東流昨亦別開決東流用之又渡此嶺東南有一石穴水東流極好其處隱僻甚可合丹即後所云菌山之前也正事去逕路近車聲人響皆欲相聞今若斷此路不復聽車聲人行便是第一處方當思爲其宜

此惟有隱居今所住及南洞口長史宅處乃極好所恨逼隘耳此一山通无虺蛇毒螫等不犯物虎亦甚少自古來未聞有害人山居不問道俗皆少溫病此德甚爲容不至險阻但恨无高夏當欝欝如東閒諸山耳自隱居往來既眷戚多悉形望天好山出好木并雜藥絕宜松栢而本死人植不容自生今亦分布處種之耳茅山天市壇

面皆有寳金白玉各八九千斤去壇左右二丈許入地九尺耳昔東海青童君曾乘獨飆飛輪之車通按行有洞天之山曾來於此山上矣其山左右有泉水皆金玉之津氣可索其有小安處爲靜舍乃佳若飲此水甚便益人精可合丹天市之壇石正當洞天之中央玄窻之上也此石是安息國天市山石也所以名之爲天市盤石也玄帝時召四海神使運此盤石於洞天之上耳非但向曲而已

仙人市壇之下洞宮之中央窓上也句曲山腹內
虛空謂之洞臺仙府也玄帝時召四海神使運安
息國天市山寶玉璞石以填洞天之中央玄窓之
上也東海青童君曾乘獨飈飛輪之車通按行有
洞臺之山皆埋寶金白玉各八九千斤於市石左
右四面以鎮陰宮之嶺諸有洞天皆爾不但句曲
而已邑人呼天市盤石為仙人市壇是其欲少有
彷彿而不了了也青童飈輪之迹今故分明句曲之山諸記悉今悉萌唯天市坛石未知的何所在以輪迹而言隱量正應大茅左右而踐行不見其異處或恐為土木蕪沒所不論耳按保命君承海登坛長嘯風云立至此則不應在小處長見云氣出入恒先起大茅北陰此或當高而陰故也夫真人常御九龍左驂名飈右服名欻既停山頂故指乘其右驂今大茅嶺上向東行有路傍山下治狀如人功足通軌轍相傳皆呼此為飈輪迹乃荒埋沒石坛既未

與余宅亦雜測，所望又疑洞天中央玄窗之上，不應乃近南門，復非在中茅間邑人舊處，亦不復知仙人市壇處。自隱居來此山七八年，尚未得躬歷踐行，而況悠悠之徒？今其究尋，正所冀得遊發耆舊，訪毋良侶可同登陟之旅，獨行又苦蹶踬，是以遂稍淹積，常將恥恨。此日方負杖旅遊，庶當覃思所聞所見耳。

中茅山東有小穴，穴口纔如狗竇，劣容人入耳，愈入愈闊，外以盤石掩塞穴口，餘小穿如杯大，使山靈守衛之。此盤石亦時開發耳，謂之陰宮之阿門。子懃齋戒尋之，得從此而入，易於良常洞口。其中多沙，路曲僻，經水處不大，便易。又道路遠，不如小阿穴口直下三四里，便徑至陰宮東玄掖門。入此穴口二百步，便朗然如晝日。此即洞天東面之便門也。隱居昔所知處，似是其依按素入耳。前所云溜石出土，止許十三四里許，今此云三四里便至掖門，有是近山下已等，而門數未平計，今門復應爾許數里，乃得至南掖門入，以便朗者，此穴門光出照，不必關外日者也。

大茅山亦有小穴，在南面相

似如一謂之南便門亦以石填穴口但精齋向心於司命又常以二日登山延迎請祝自然得見吾也誠之至矣陰宮何足不觀乎左慈復何人耶此即闕之東便門應往𥕐穀穴中此𥕐石穴甚多雖小老分別必須精感得開見乃可識云二日者謂十二月二日依傳說年有兩日恐二月十八日喧擾雜鬧非尋請之宜故也左慈以成仙人猶未見易遷乃俗所以三月清齋便得入洞長史雖挺分高邈而形識猶昧嘗司相此論是歡相聞勸令長史後登亦作茲意仰訓之也三月十八日十二月二日東鄉司命君是其日上要總真王君太虛真人東海青童大君會於句曲之山遊看洞室好道者欲求神仙宜預齋戒待此日登山請乞篤志心誠者三君自即見之抱引令前授以要道以入洞門辟兵水之災見太平聖君按中君書云常以三日登山延迎請祝即謂此月二日下見道三月十八日

□□□□□月二日乃登□□遊盼而求者唯三月十八日鄭公形□大无望有數百乘人將四□□□□□□狀如都市之衆看人唯共登山作□宅唱讚乎訖便散豈深誠密契頗觀神貢八若是□□□有至誠一兩人伏思此道機終不能得專心自達如此抽引之恩无因得畢案唯隱居所住中巖禁斷請嚴得无遊雜既去洞隔嶺人自不知至於此也

良常山西南垂有可住處是司命往時別宅處也亦可合丹司命初過江之宅於此以自蕩條質對鬼神令按垂之爲言如是邊際此正應長史宅後大横之西今父老相傳言如是邊際此正應在長史宅後大横之西今父老相傳言大茅之西此平地桀梨樹間名下泮處言是司命君故宅耕犂土至肥良多有塼瓦故物似經住止處亦驗列不可識犯者此宙是則宜言中茅之西不應遠至良常大都真人語自不正的遇所卜處便言其昔時山下遠近諸處長林蓊鬱遮蔽日光處不可隱密即今所伐耕稼四通九達山中亦皆顯露所移事異不伏可准乃言未久如此正伏五六十年來漸剗耳

良常東南又有可住處其間當有累石如竈形竈間或有寄生樹樹如曲蓋形此處至好但恨淺耳雖爾自足比處今亦存但无伏有寄生曲樹耳亦常北洞流水其左右並近大路所以言淺即今洞迴无伏可住也

洞口西北有一地地小危不安要自足立外靜舍也今此中以土多荒蕪漸近村墟並不足伏居昔時言去縣小近往來爲易又近洞口

所以獲及之耳外靜舍當從游賓從觀非自住修行之所益知是欲相近之意也頗居在所撰本此中向近所標精舍地一篇今視掾書是者不以相次乃別出在長史所營宅前耳此後長史本書菌西北地乃仍次菌山不斸金遂乃三室語明知本別嘐之也

句曲之山有名菌山此山至佳亦有金乃可住採入土不過一二尺耳吾昔臨去時曾埋金於此欲服金者可往取但當不中以營累耳今人不伏識呼菌山者尋此山形當如菌孤立亦或是囷倉之囷形如囷也按大茅後長阿積金東凹地有一山子獨秀如博山炉且又近積金山恐此或當是耶今多石及樹木但金之所在指一兩處亦難可尋索唯營乞丐賜所不論耳意欲營爲鍊之事亦指此山前臨長澗東流水至幽隱有形勢若其積有期當更宣述耳

大茅山有玄帝時銅鼎古鼎字鼎可容四五斛許偃刻甚精好在山獨高處入土八尺許上有盤石掩鼎上玄帝時命東海神使埋藏於此此亦當是移安息若非所埋也今欲求當應乃多若無吉日遠近道士咸登上燒香禮拜無復草木異君小壇昔經有小屋爲風所倒尋古來帝王並重鼎器者並其兩鉉法日月三足法三才能烹飪熟成萬物兼自能輕重神變隱顯故也中君後荅云鑄此山之銅以作之諸有洞天之山皆爾

大茅山下亦有泉水，其下可立靜舍，近水口處乃佳，當小危不安耳。今近南大洞口有好流水，而多石，不出下便平，此地有泉者唯一家。初有女道士徐漂女，爲廣州刺史陸徽所供養，在洞前住積年乃亡。其弟子姓宋，仍居之，宋爲人高潔，物莫能干，年老而亡，仍葬山南。宋女弟子姓甄，住宋舍，尚在。元徽中，有數男人復來其前而居，至齊初，乃被敕爲立館，號爲崇元，開置堂宇廂廊，殊爲方副，常有七八道士，皆資給，自一不許非墓近男女互來，依約間流數爭論。今余餘坊而采上尚者，其長幼不過修灑齋及章符而已。近有一女人來洞口住，勤於灑掃，自稱洞吏，顏作巫師，占卜多雜浮假，此例亦處處有之。大茅東西亦有澗水，有昔未得詣者住數，往石（？）今乃不能堪，猶存今有陣處，故人居之。又有朱法永，近小山上，俠臨眺而之水。

山對穴口，東視小山之嶺，其上有埋銅數千斤以盤石填其上。漢時其山下有屈氏家，大富財，有天億，埋銅器於此，于今在也。亦有錢，錢在西北小小上向也。今此山具存，無有錢銅，了從有彷彿，亦不識詳，詣此山明処，高下叢澗，不似經墟村住，恐歲代久遠，勢亦平，故也。曾得往乎。

三月一日、八月八日二書。此乙丑所受，則長史往茅書，是丙寅年，中後答云，直置書於述墟朱家靜中，則小圖華橋楊君

送之也

三月一日書云：今當貇赤石田，日爲往來之階。亦竟不就事也。復云：豈可遐棄坐觀存沒哉？此道自決，求真之精誠也。心不在我，不可責人，使必成之也。赤石田今在茅西十許里，有大塘，食澗水，久廢不修。隱居今更築治，爲田十餘頃。長史昔亦欲營此形迹，因作田之階，得數處望，營而爲田，早搆塘壞，竟不果，所以此書識之耳

都不齋而有書云：齋戒也。此亦有以明辭奏不可輕交，勤靜必有開徹矣

八月八日書云：謹操身詣大茅之端，乞持見採錄，使目接溫顏，耳聆玉音。此語爲求道之甚急也。得近書具至心可勤道奬志也。司命君自在東宫，又書不應總合德有輕重之故也。司命常住大霍之赤城，此間唯有府曹耳，自位有高卑，故不宜共作辭啟。二君雖同居華陽，而官府各異，不得同紙。凡書奏不知何許於此，何因得其參修耳

吾等已自相知之厚薄，書疏亦甚爲班

班欲傳之如何此是長史前後所書於他家箱中而去恐方將人到又致漏泄真靈慎密故有此語欲戒試其心事耳長史後答此言亦殆爲巧便此書踈慎示俗人脫有見者掘壞靈山爾之罪大也恐俗人貪欲之徒知此金玉處甚能鑿掘則事害已泄非罪負為不輕非但不時教戒亦傳貽無窮將來諸子咸共秘之

右定録中君答長史前書説句曲山事

訖此長史前書無本出今唯有後答亦

隨條奉酬次第如左

右從前良常來凡二十一條並有掾寫

昔年十餘歲時述虛此乃應是墟字而田夫皆作墟字即今之山西村名也閒耆宿有見

語茅山上故昔有仙人乃有市處早已徙去後見

包公問動靜此君見答今故在此山非爲徙去此

山洞庭之西門通太湖苞山中所以仙人在中住也唯說中仙君一人字不言有兄弟三人不分別長少不道司命君尊遠別治東宮未見傳記乃知高卑有差降班次有等級耳輙敬承誨命於此而改此長史又更答書云今有所起草存故得撰錄而前紙斷失亦非起端語也包公是鮑靚句容人悉呼作包也答書所言是衆不得記是乙丑年初矣告小阿口直下三四里便徑至陰宮東玄掖門入此穴口二百步便朗然如晝日不審此洞天之別光爲引太陽之光以映穴中耶此洞天中官府曠大云宮數百間屋宮一偶正二仙君兄弟復有他仙官男凡有幾許人云爲直是石室亦有金堂玉房耶宮

室與洞庭苞山相連不包公及妹朱氏昔在世曾得入此宮不二人爲未得登舉作地下主者耶治在何處愚昧冒啓懼有干忤包公及妹事前中■書已答當是別學今更重問許洞中事定錄又答有後也市山之盤石市名之存由於此也今之孜孜志慕於道無心金玉尊靈所置唯助令彌密耳豈有掘犯里耶此故爲未之照察也山左右泉水金玉津液其地亦可立靜舍合丹輒當以爲意此上並答天市泉水可佳事而竟无所立也不審玄帝是何世耶後生蒙蒙多所不及頓告顓頊水王玄帝外書亦云長史脫致疑問耶此條伏有答在後告中茅山東有小穴陰宮之阿門入道差易後當以漸齋修而尋求之靈宗垂念便

以爲造金門而登玉房也但在遲速之間不敢悒

遲有如此教示而不速來遊關一何可恨所以匁匁每勤勤引勸告大茅山亦有小穴在南面

似如一謂之南便門欣見啓悟喜稟德音精誠

向沐浴自新既聞吉日至時密造區區之誠靈貫

鑒照此道南面之東門与小阿東門相似者告左慈復何人也此見獎勗之言

恩念下逮盜令欣慕傳上亦載此事告良常西南垂有可住

處是司命君往時別宅亦可合丹穆自見傳記鄙

心竊志欲尋司命君往昔之舊宇高棲之所託患

未能審知耳今輒當隱量求處臨時告悟傳上亦載此事基陛猶存彌可

以須尋覓先告示也告良常東南又有可住處累石如竈寄生樹

如曲蓋焉。往當尋其所告洞口西北有一地地
小危不安可立外靜舍愚意本自欲立內外靜舍
輒當疇量其宜（亦不聞立北外靜事而今有一累石壇階然相傳乃言掾於此壇化遯也妨往拜視輒感歎纏心）告菌山
至佳司命臨去埋金於此欲服金者可取且竊有
合金液意今未敢議此若山居積年修學日進後
而事可得密者臨時咨質（中君書云吾昔臨去埋金不道司命長史此右誤耳）告大茅山
有玄帝時銅鼎在山獨高處入土八尺許此帝王
之所厶厶（此二字缺失）器疏示後生並增稟厲承下亦可
立靜舍感備告悟告昔屈氏埋銅及錢此通非所
擬向也聞此遠事世代變易能不悲歎昔初拜八

月八日書已操身至述虛此猶是前村徐汎家尋家信見
報云得應言未可登山便承此而歸直致此書於
朱家靜中耳愚心鄙近亦以肉人穢濁精誠不懇
無能上達不悟已暢高聽得蒙省察辭與事違悚
息而已長史去挺動靜聞徹厝辞所向便已関奏蒙報或是得楊君所傳者徐汎家今猶存後所云徐偶即應是汎後所以知并宅処亦云其相曾為長史門生也昔
占赤石田利近山下為往來之階此乃丹誠尋遇
天旱佃不收塘壞穢尋見用出此事力未展非為
息懷今方居山下故當修墾以此去洞口遠故不
欲安耳此田既在大第中茅之西去大山近[illegible]作禮拜乃往而言去洞口遠當是逆去北洞口遠其此田雖良澗水旱時微少[illegible]又難立不知後當遂墾之不今塘尚決補築當用數百人則可溉田十許頃隱居館中門人亦於此隨水杭塘[illegible]復從此遠跡無為百姓之患也
告書跡班班散停

如何凡書疏之興所以通達意旨既紫蒼建親奉覲對司命君二仙靈顏則天啓其顙沐浴聖恩豈復煩書疏耶所謂得魚而忘筌也此蓋不欲傳之辭故引以面覲於理極好不審左公今何在又有葛孝先亦言得道今在何處齊人偶謁爲欲知之呂既鄉人所以及問此條亦有故存後

右長史答書訖此並是自起本多黯治

用白箋次第如此此歲乙丑此一行本題紙背

昔累得書見意深照旨趣先書以年行西鼎衰顏待老中夜慨歎莫與酬諮夫誠感有在亦得之無晚也次書告有年之志疇昔之好恒願真人稟受

要訣仰接容景親奉徽音夫懃未上徹精未廣𥪡
真要之髣未可豫及也
後漢書云吾發自玄授金闕素名跨邁世跡超登
清虛何玄標之渺邈奇洞之淵遠哉欲𧺆已洗心
沐浴芳流若能斯者今其時矣末書云㓺聞要旨
當修五靈自謂西造閬圃東遊玄洲不爲邈絶
矜而誘之引而致之是爲言貫于心良可㪯矣
佼音効五靈亦復至耳然道浮外跡未關內真是以
雲軍靈轅相適猶遐昔曾稱華僑依此而言則知𣺌僑先亦蒙真降矣譴
會叔世事有出嘿㳂不必靜筍有分無志申公

痾遇至不爲霞水始惋是以告喑有云逢
山客抃粲者矣夫學道者固不宜恃其質
保任於清全矣於焉騁逸松期廻輪縈清靈
嚮玄音合唱玉振雲奏不謀而和可謂祕道
真軿之上揵也子建志有年今因以反子之
耳此一書似是裴君言且楊書亦不與後玄帝相連疑非中君答也又長史此四字本今並不存矣
玄帝者昔軒轅子昌意娶蜀山之女生高陽德號
顓頊顓頊父居弱水之鄉頊身陶七河之津是爲
玄帝也仗萬靈以信順監衆神以道物役御百氣
召致雷電於是乗結元之輦北逃此應作巡字幽陵南至

交阯西濟流沙東至蟠木動靜之類小大之神日月所照莫不屬焉四行天下周旋八外諸有洞臺之山陰宮之丘皆移安息之石封而填之鑄羽山之銅爲寶鼎各獻以一於洞山神峯不獨句曲一山而已此所謂玄帝也此後並中君答前所咨問四條事後答闕上紙也說顓頊與五符語正同五符唯无埋鼎一事耳

鮑靚靚及妹並是其七世祖李湛張慮本杜陵北鄉人也在渭橋爲客舍積行陰德好道希生故今福逮於靚等使易世變練改氏更生合爲兄弟耳根胄雖異德蔭者同故當同生氏族也今並作地下主者在洞宮中靚所受學本自薄淺質又挠

故不得多也欲知之其事如此亦如子七世祖父許肇字子阿者有賑死之仁拯飢之德故今雲流後陰功垂澤是以今得有好尚僊真之心者亦有由而然也物皆有因會非徒爾而得之者矣此當時也生誠事未接所以諭及子阿功蔭也鮑亦通神而敦尚冥中之事故云接帶後用陸君太玄陰生為奉清尸解之法當是主者之最高品矣緣運事乃如此相関令人之善惡立同徒然問葛玄玄善於變幻而拙於用身今正得不死而已非僊人也初在長山近入蓋竹亦能乘虎使鬼無所不至但幾於未得受職耳亦恒與謝稚堅黃子陽郭聲子相隨葛玄字孝先是抱朴從祖即鄭思遠之師也少入山得仙時人咸莫測所在傳言東海中仙人寄書呼為仙公故抱朴亦同然之長史所謂問令答知無便是地仙耳所云太極左仙公於斯妄乎左慈今在小括山常行來數在

此下尋更受職也慈顏色甚少正得爐火九華之
益右慈字元放李仲甫弟子即葛玄之師也魏武父子招集諸方士慈亦同在中與安來度江尋山乃得入洞又乞丹砂名九華丹九華丹是太清中經法小括即小括蒼山在永嘉橫谿之北
凡此諸人術解甚多而仙第猶下者並是不閒二品爲業故也許先生所以興歎句曲有五門有心立志清齋
三月登尋此門皆可即得得可入但人自不能齋
尋之耳來問欲知宮室所作濶狹多少男女主領
人數當更相示來跡亦後泰盡邪勤自當見亦何
事爾亦何事爾又當先呈啓司命司命令答道宮
室之委曲者吾乃敢言之耳此自是司命之別宮
吾人亦不得爲洞臺之正主也按後所論諸宮僚人物當是已爲啓司命乃具得說之耳　定錄
右長史所問說此後玄齋來凡五條並楊書　東卿司命監太山之衆真總括吳

之萬神可謂道淵德高折衝群靈者也賈玄道

叔升言城生傳道流徃並受東鄉君之要也玄道

河東人周威王之末年生叔升涿郡人漢元帝時

生道流北地人漢靈帝殿中將軍也城生吴人後

漢劉聖公時爲武當郡尉也受學至勤並得真道

今在太山攴子小陽山中此所謂地真者也諸來

作試者非一津而往矣或亦因人犯者此寔難了

也於斯之際可不慎乎此四人並司命主察試學道者所以長史有書與諸賈郎爲司命司命亦答之並以在上卷此諸人名位未顯外書周威王即應是六國時威烈王也一將雖未立詞東鄉宗即也已有其名矣漢官無靈帝殿中將軍或應中郎將也 此紫陽真人六月

二十日受

右一條有掾寫

七月十五日夜茅中君受書與許卿（卿即長史也後當為青童左卿）玄感凝會精期遠範標神映挺雙理自分必能鵬飛扆阿雲扇雲元高振玉宇攜轡秀真可謂邈乎其奇落絕之視也於是洞陰之宮內臺下觀風無羽琅之藪草無瓊金之流霽雖淳光正明動回五象罔乞屈之夾觀小天之浮累耳何足絓卿司之至念紆蘭真以聘汜邪然奄無不應圓想必通所以與詠事外迹亦並市苟誠之所企吾無隱也想善建靈離之明以期於必詣之會皓清明朗賢亦俱學

而得耳不令我等有慼類下風矣弘之而已此是長史書後月後受此僊論答歎曰洞宮之事亦以有後談也並是重疊之明如似指魏傳青録文而長史名字不相應既已稱倣丈人作句在瓊刀前則此別當有義況也

右一條楊書

定録官寮有左右理中監理中監準令長史司馬職又有壯河司命主丞官考此職常領九宮禁保侯禁保侯職主領應爲種民者今洞宮自二君以下便次此三職爲大矣左理中監準大府長史昔用韓崇以居之崇字長季吴郡毗陵人也少好道林屋僊人王瑋玄曾授之以流珠丹一法崇奉而修之大有驗瑋玄語之子行此道亦可以出身仕官無妨仙舉也崇遂仕稍至宛

陵令行仁以爲政用道以撫民虎狼深避蝗不集
界遷汝南太守掾書佐表安安後位至司徒時人
通以崇有識物之鑒也陰皇后葬京師近郡二千
石妻當會園陵而崇獨居清素妻忿崇哭泣詔問
其故太常馮魴答曰汝南太守韓崇清苦遠尚味
道忘形身享重官而妻自紡績謂應作紡績字政化仁簡視
民如傷深達奇情有君子之鑒斯則昏夕之夜光
陛下之子産也妻不通寒儉之節哭怨無衣將是
以顯崇明德耳上奇之加崇俸祿秩中二千石後
孝明皇帝巡狩汝南上治崇府崇使妻出住孤獨

老嫗家上聞歎曰韓崇所謂不鍊不消也賜縑五十匹崇在郡積十四年政化洽著舉天下最年七十四璋玄乃授以隱解法得去入大霍山受璋玄適化泥丸紫戶術以度世今在洞中爲左理中監漢書最載事迹亦參同而署辞亦異耳袁安字邵平初爲縣功曹被辟舉位遂至三公和帝時卒卽袁紹高祖也晉世又有馮袁矣亦爲太常名位同耳韓既隱解必是託尸令晉陵上有韓家舊塚莫從來相呼爲韓家疑如桃君或即是[illegible]擯而世呼爲[illegible]將[illegible]冢也云王璋玄是楚莊王時侍郎受術於玉君若是春秋時楚莊王者疑侍郎之官不似古職而漢、楚王又无莊謚右理中監準職如司馬今有劉翊字子翔者居之翊本潁川人少好道德而家世大富常周窮困爲事好行陰德密惠陳留張季札當弔師喪車敗牛困翊於汝南界逢之與語不示名字即推車牛與乘之恤死救窮非一人矣後都長安翊舉計掾到都帝嘉其心拜郎中遷陳留太守出長安五百里中斂死恤窮損已分人行達陽平遂遇馬皇先生告翊曰子仁感天地陰德鬼神太上將嘉子之用情矣使我來攜汝以長生之道吾僊官也爾乃能隨我去不翊於是叩頭自搏少好長生幸遇神僊乞願侍給馬皇先生因將翊入桐栢山中授以隱地八術服五星之華法令度名東華來在洞中爲定録右理中監漢書云翊字子相穎陰人家世豊富常賑周施而不以爲惠曾行於汝南界中有陳留張季礼遠赴師喪遇寒冰車敗頓滞道路翊見而謂曰君慎終赴義行宜速達即下車与之不告姓名策馬而去季札意其子相也後

叔到潁陰還所假宋翊閉門辭行不與相見常守志閑疾不應聘命河南种拂臨郡引為功曹後以賊起翊救給乏絶資其食者數百人鄉族死亡則為殯斂鰥寡則助其妻娶獻帝遷都西京翊計掾亦時道路寇阻翊夜行晝伏乃到長安上疏其懇勤拜議郎還陳留太守翊又散珍寶唯餘車馬自載東歸出關數百里見士大夫病亡道次以馬易棺脱衣斂之又逢知故飢困於路不忍委去因殺所駕牛以救其乏衆人止之翊曰視沒不救非志士也遂且餓死此說大同小異故備載之論翊字子翔於字例相得而翊義亦是相上作息亮反音二者未詳孰是馬皇出列仙傳黃帝時馬師

廿

定錄府有典柄執法郎是淳于斟字叔顯主試有道者斟會稽上虞人漢桓帝時作徐州縣令靈帝時大將軍辟掾少好道明術數服食胡麻黃精餌後入吳烏目山中隱居遇仙人慧車子授以虹景丹經修行得道今在洞中為典柄執法郎易參嬰云桓帝時上虞淳于叔通受術於青州徐從事仰度乾象以然災異救有效驗以知術故郡舉方正遷洛陽市長如此亦為小異吳無烏目山吳興並有天目山或即是也惠車子亦別顯出

十

二月一日夜定錄君所道此即同是丑年所受云北河司命頃闕

無人昔以桃俊兼之耳俊似錢塘人少爲郡幹佐末負笈到太學受業明經術究異晩爲交趾太守漢末棄世入增城山中學道遇東郭幼平幼平秦時人久隱增城得道者也幼平教俊服九精鍊氣輔星在心之術俊修之道成今在洞中兼北河司命主水官之考爵比位雖綠定錄其實受事於東華宮中節度桃俊字翁仲者也按書亦無此事今冢在錢塘臨平墳壠歷然苗裔猶存鄉近時聞鼙鼓響故人不敢侵發之皆知呼爲桃司命冢錢塘杜徵士京産先與隱居共有詩詠以稱述斯德別在集中幼平亦死所顯出張激子當爲太極僊侯激子者河内張奉者也字公先少時名激子耳此人亦少發名字太傅袁隗歎其高操妻以女

女服飾奢麗奉不顧眄無異路人婦改服乃後成室家也後棄世入剡山遇山圖公子山圖公子周哀王時大夫仙人者也授激子九雲求強梁鍊圭法北非王字者則應是桂字法激子修此得道今在東華宫行爲太極所署也或領九宫尚書與北河侯對職治水考北河司命或爲禁保侯亦併共業故也北河司命亦治在洞天之中與張激子對局魏書云張範字公儀河内脩武人祖歆漢司徒父延太尉袁隗欲以女妻範範辭不受性恬靜樂道徵命不就後爲議郎參丞相操武軍事甚見敬重好振救窮乏家无餘財以建安十七年卒弟承字公先亦知名以方正拜議郎諫議大夫趙郡太守後隨魏武西征至長安病亡此說名字猶覆大異承子奉乃相類而此袁術是七範邪又共字不同詳按事迹恐多是兄也魏書是脩傳又云脩往來南陽多止張奉舍奉七家病後脩後擬之按張範兄弟乃當避地往楊州投袁術又非刻表不應在南陽三爲發也此圖公子出列仙傳

中侯夫人所道尋洞中事皆二君所說紀及條獨是中侯夫人者當本是東華中職

察故也我聞易遷中人竇氏言云北河司命禁保侯似有所擬想當審爾竇氏即瓊英也似有所擬君當是長史故中君受公北河司命方驗也恐受業高後定不伏為並賦然上須稽氏事亦相符保命府多女官司三官官屬有七人四女三男明晨侍郎七人如今世上御史中丞之儀並隸東華方諸宮保命君總關之耳明晨侍郎周爰支者漢河南尹周暢伯持之女也暢汝南安城人好行陰德功在不覺名作河南尹遭大旱收葬洛陽城旁客死骸骨萬餘人為立義冢祭祀之應時大雨豈收所行多是此輩太上處以暢有陰行令爰支從南宮受化得仙今在洞中爰支亦少好道服茯苓

三十年後遇石長生教之以化遁化遁上尸解暢和周嘉從弟也任仁慈和篤焉某帝時爲河南尹永初二年夏旱久禱無應因收葬萬餘人應時大雨注至七椽勳明晨侍郎張桃枝者

漢司隸校尉朱寓季陵母也沛人寓往與陳蕃俱誅寓母行陰德久聞在易遷始得爲侍郎耳朱寓沛人桓靈時人

後漢周嘉之阿李膺杜密貨下獄死非陳蕃同時明晨侍郎夏馥字子治陳留人也少好道服朮餌和雲母後入吳山從赤須先生受鍊魂法又遇桐栢真人授之以黃水雲醬謂應作漿字法得道今在洞中馥少時被公府辟召懸辟書著桑樹乃去其用懷高邁如此後漢夏馥傳並云陳留圉人少爲書生禎常時舉直言不就性質忠不同於黨錮人所疾陷於黨錮之限避難乃剪鬚髮變形逃林慮山中爲人治作後還家杜門不出不與人相見當桑黑所而乃洎子出然傳桐栢即右弼王餘數人不能乙

二道之例皆取平貞正直體隱神清即侍郎之才不限男女也前云有七人今唯敍二女一男右保命君所道此當是接下條言後乃言之童初府上師用劉文饒文饒者弘農劉寬也少好道曾舉漢方正稍遷南陽太守視民如子怒不形顏口無疾言行陰德拯寒困萬民悅而附之如父母焉後爲司徒太尉上賜酒伏地睡詔問故乃荅曰臣任重責大恒憂心如醉旦使奴至市買菜奴盜用錢飲酒晏乃還卧於閤內又不得菜既醒乃罵之爲死狗罵畢即束帶來入恐奴從後自殺所以覺之不覺忽然聽耳顧見哀怒寬用心仁愛觸類如

此矣年七十三一旦遇青谷先生降之於寢室授其杖解法將去入太華山行九息服氣及授以鑪火丹方修之道成今在洞中作童初府帥上侯主始學道者後漢書云劉寬字文饒弘農華陰人父名崎順帝時為司徒寬為人謹厚常行有人失牛乃就寬車中認之寬无言解駕牛步歸頃有認者得牛而送还叩頭謝遣之桓帝延熹八年為南陽太守常用蒲鞭示辱靈帝嘉平五年為太尉嘗於部坐被酒睡伏帝問太尉醉邪寬仰荅臣不敢醉但任重責大憂心如醉耳嘗有客來詣寬匕遣蒼頭市酒迂久大醉而還客罵為畜產寬須臾遣人視奴疑恐自殺語左右曰此是人而罵為畜產辱孰甚焉故吾懼其死耳後封逯鄉侯六百戶中平二年亡年六十六贈車騎將軍時進謚曰昭討侯子松嗣按此說伏為同異故詳載之青谷先生无别顯由凡此諸引教仙人恐皆是下教限不尔則不應得輙然

華陽中事當更示爾正月二十三日東宮上人來看洞中時或有龜山賓共集高會真仙之日寧可暫登伏龍之鄉以禮拜於靈岫邪可示許侯令知之此亦應是中君仍前十二月一日言也東宮上人即青童君龜山賓即西王母上卷

亦有此言今登伏龍以望山禮拜便畢彈陸嶺非必以近嵑爲言想當宜然也

昔有一人好道而不知求道之方唯朝夕拜跪向一枯樹輒云乞長生如此二十八年不倦枯木一旦忽然生華華又有汁甜如蜜有人教令食之遂取此華及汁並食之食訖即仙矣如是用心精誠之至也枯木尚能生紫華濯甘津況三秀之靈阿五芝所播植而不能數恭山岫洗拔滓穢者良可悲也世人所以儻此一字非真每不得如意者亦如子所不得如意耳豈異也謂應作邪字昔有[illegible]少翁曾數入太華山中拜禮向山如此二十年忽一旦得見西嶽謂應作獄字文人授其仙道禁山符有西君西嶽公

是與文人邪 昔有一人數旦旦詣河邊拜河水如此十年
河侯河伯遂與相見與其白璧十雙教授水行不
溺法此人見在中岳得道河侯河伯故當是兩神邪左慈初來亦勤
心數拜禮靈山五年許乃得深進內外東西宮耳
前去三月便得進矣此大殊恐以深進爲異也學道當如山世遠去人事如清虛真
人步深幽當如周紫陽何有不得道邪世遠傳未出其檢蒙尋亦當在藏書中
公度弟子已得爲太和山真人清虛王君紫陽周君各自有傳建志當令勤研神令虛所爲所作
當令密青童戒南真亦云學道唯須勤密勤即晝夜而勿怠密則非我而不知今中君復說此夫爲至論可謂一言以蔽之右定錄君所
道使疏此一條又有楊書夫望林者豈不想易遷之若人羨彼
子之濯景邪可謂瞻言之在前忽焉在後長史妻既已在易遷王爲長史令眺望林領

豈宅元吉之想之懷昔日謂勝之今詶訪在後蓋以勸激長史之辭也

右南岳夫人言

張姜子西州人張濟妹也濟後漢末西涼州人為董卓將後攻穰城被射死即張繡從叔也其妹不顯外書不知當適未

李惠姑齊人夏侯玄婦也玄魏末人與李豐但為晉文王所誅不知婦亡在玄之前後李豐乃是馮翊人非濟人不知此是李誰之女

施淑女山陽人施績女也施績是吳興人孫皓時為驃騎將軍守西陵今云山陽恐別或出適取夫家鄰不宗則乎

鄭天生鄧芝母也鄧芝字伯苗南陽新野人在蜀為劉禪車騎將軍後行見猨抱子行引弓射猨因感念而毒不知鄭誰之女

此數女子昔世有仁行令問並得在洞中洞中有易遷館舍真臺皆宮名也計今在易遷館東相謂應作廂字中此館中都有八十三人又有協辰夫人者九宮之女也太上往遣來教此等法皆以保人

協晨夫人主教領之也夫人漢司空黃瓊女黃景華也韓終授其㟭山丹服得仙黃瓊父江夏人字世英漢順帝時司空司徒太尉年七十九亡又名香字和帝時為尚書令救活千餘人瓊子琬司徒太尉為李権所殺夫人亦不知出適未今此諸人或稱婦或稱母或稱女蓋各取名達者言之非必因附其功福所及也含真臺是女人已得道者隸太元東宮中近有二百人前云八十三人止是易遷中含真既為貴勝當道迁轉乃得進入也此二宮盡女子之宮也又有童初蕭閑堂二宮以處男子之學也其男女名氏又出後並是略稱標勝者也許與數人共止最於鄭伯苗母相親愛餘亦厚耳伯苗母即鄭夫人也設牀待靈誠孝子之長想也計亦已為其見作惠益也計前與爾杯布殆相與為贈當往洞室之際耳仙官有禁不得道實故假以伦惠也此亦意也

至也其亦欲設（疑脫字）淋寢令精氣之往有所棲者也

可密諸其兒道如此（此令告掾也其事皆有指趣不容顯注之從定録府來凡三十一條並有掾寫注之一卷相隨）

真誥稽神樞第四篇上卷之第六

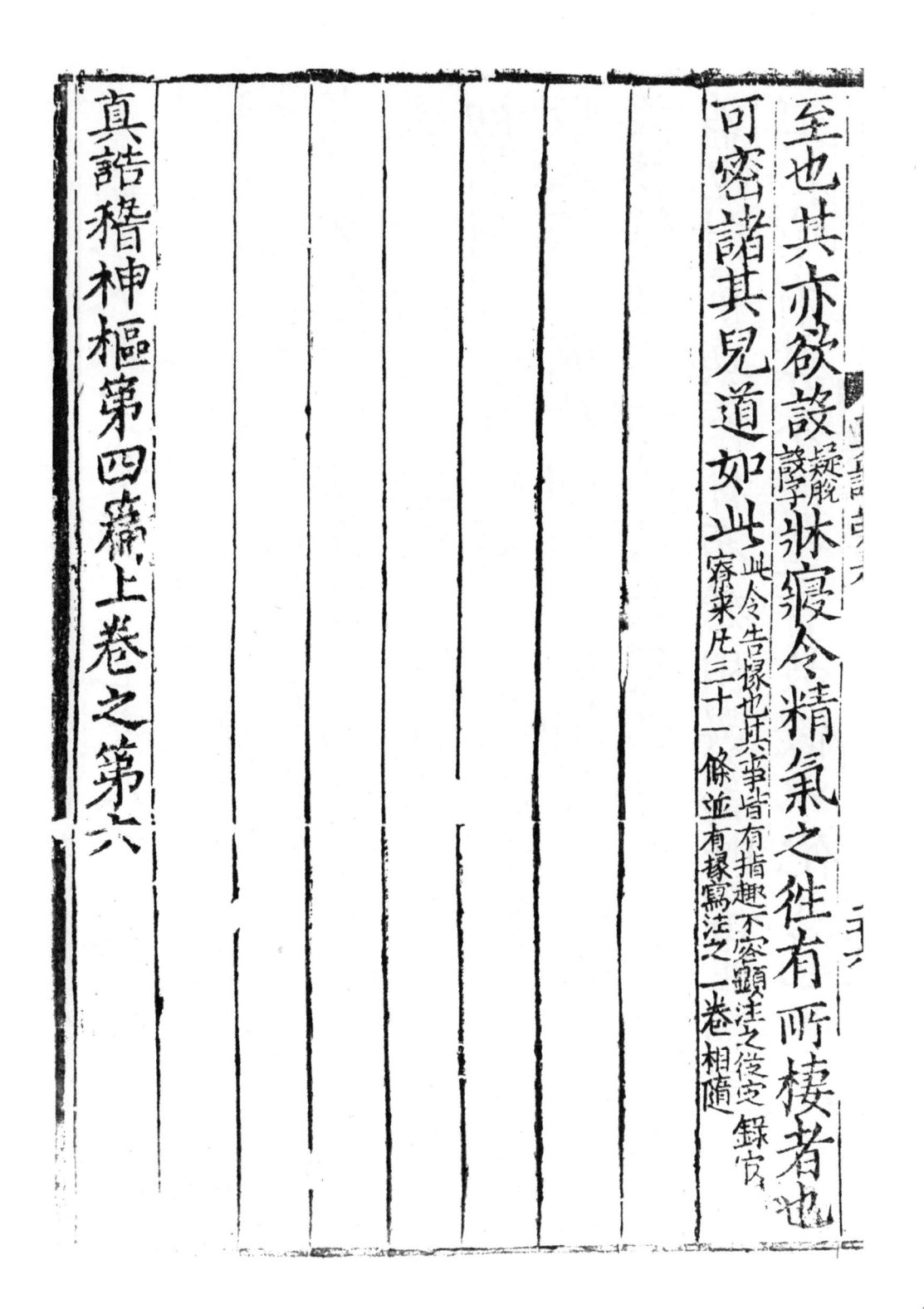

真誥握真輔第六篇卷之第九

華陽隱居陶　弘景　造

握真輔

蕭寂蓽門研神保形和魂夷氣守養神關者豈可以與夫坐華屋擊鍾鼓饗五鼎豔綺紈者同日而論之哉大辯之與籠樊俱一物耳是以古之高人皆去彼而取此矣老氏寧悶悶不察察而況我之鄙夫（不知此一篇是何書中語既有道之辭故聊以抄出是兩手書耳）

玄文即排起注之日故玄玄以八風為橐籥天地為隄防四海為甕罌九州為稗穅積之以萬殊蒸

之以陰陽其陶鑄也充隆吹累剛柔清濁象類不同呼吸含吐恭栢縈汪之曰九絶獸神禽也罔起此在乎羣巃嶭搢乎激奇之際終年不足以極其變萬殊不足以適其內日月不足以曜其目八澤不足以遊其足青雲為甲九垓為淺八紘為小四極為近以此變動無常恒入芥子之內玉晨之玉寶太微之威神矣（玄玄即排起調彈恭栢縈並是神虎隱文彈神詩中句如今再注之乃取揚雄玄為論中語見小渻損易奪之故當是理符義會可得然也）

夫心與治遊乎太和唯唐虞能充其任矣神與化蕩乎無境唯伏羲能承其統故二十五絃之具非

矛曠不能以為神弓矢質的之具非羿逢蒙不能以為妙耶此一篇亦是玄為論中語不知此復以何所明喻耳猶如引抱朴外篇博喻中語也凡有異處皆以朱書爲別如此也

若夫其神儵詭怭譎無方陰陽之所煥育川澤之所函藏則羲和浴日於甘淵烏飛司景於扶桑江娥登湄而解珮二女儛風於瀟湘潛蛟龍戰於玄泉蓄丘喪馬於淮陽靈洲海運於南極東山遥集於帝鄉驊騮抗轡於巨龜江使感夢於宋王是以洞庭雖廣濟之不容刀盧龍雖峻越之不崇朝岷山懸嶺絕闊千仞東馬綿竹則安樂歸晉遼海決瀁橫帶天渠公孫不競則其亡忽諸若夫飛蟲白

馬即墨天山三江之浸九河之源尚曷足語哉吾予飛軒結駟駕眄林薄徒闚山河之實魏國所以未究夫吳起一言而武侯心怍也（此二條是庾闡揚都賦中語也凡四條並異手書之小度青紙乃古而拙此既與真書相連故並存錄相隨載之也楊君）

秦始皇作長安渭水橫橋廣六丈南北三百八十步六十八間漢時橋北置都水令丞領徒千五百人署屬京兆董卓壞之魏武帝更作廣三丈今橋是也（夫鍾瑞物也當金氏之世有六鍾將必見乎晉朝五霸諸侯厥德過之故六鍾嘉瑞耳非復耳事誤子孫也預告寧無豈豈乎此注下四十八字黄民手所写益是載義熙十二年霍山崩出六鍾故欲附會宋祖輒立此辭而不知事類大乖追可忿咲）

秦為阿房殿在長安西南二十里殿東西千步南

址三百步上坐萬人庭中可受十萬人
二世爲趙高所煞於宜春宮宮在城南三里二世
葬其傍司馬相如所云墓蕪穢而不修者是也
秦斂天下兵器鑄以爲銅人十二置（此十四字本二行行前原爛餘十在今反合成一行）
此之諸宮漢時皆在長安董卓壞以爲錢餘二人
徙在青門裏東宮前魏明帝欲徙詣洛載至霸城
重不能致今在霸城大道南胷前有銘曰皇帝二
十六年初兼天下諸侯以爲郡縣正法律均度量
大人來見臨洮身長五丈足迹六尺秦丞相蒙恬
李斯所書也（缺秦字）廟中鍾簴四枚皆在漢高祖廟

中魏明帝徙二枚詣洛故尚方南銅駝巷中是也漢昭帝平陵宣帝杜陵二銅鍾在長安夏侯征西欲徙詣洛重不能致之在青門裏道南其西者是平陵鍾東者杜陵鍾也（此後少始皇陵一事）鴻門在始皇陵北十餘里漢書云張良解厄於鴻門者也

秦王（應是楚王作秦王誤耳）項籍以沛公為漢王都漢中而分關中為三秦章邯為雍王都大丘今槐里是也司馬欣為塞王都櫟陽今萬年縣是也董翳為翟王都高奴高奴縣在咸陽西北今省

高祖自漢中北出襲三面皆平之漢書云[illegible]
運席卷三秦者也此三縣今皆有都邑故處也[illegible]
五六條事當是本失也
杜陵宣帝陵也宣帝少依許氏在杜縣葬於南原
立廟於曲池之北號曰樂遊廟因苑爲名也徙關
東名族四十五姓以陪杜陵司馬相如吊二世云
臨曲江之隑洲謂曲池也此一條增損語小異不解那得如此
右此前十條並楊君所寫錄滿安仁闕
中記語也用白牋紙行書極好當是聊
爾抄其中事

東方有赤氣之内有詠言曰小鮮未烹鼎言我嚴

下悲（此是東華宮中歌詩之辭）

整控啓素鄉河靈已前驅（此兩句是揮神詩中之辭）

風伯不搖條神虎所挾扶十一月二十四日儵忽

閶闔洞房中云在丹幞裘（謂應是幞帳字）中有如人聲讀書

如此（此是存洞房三真事并前條並楊所自記所感聞之事也）

得書知洗心謝過甚叙虛心相行復来張生頓首

覺題云許君

近知来有壯行事恨不面今致黄長命縷一枚後

復果不張生頓首

覺題云楊君

夢見一人似女子著烏毛衣賫此二短折封書來發讀覺見憶昔有此語而猶多有所忘

又夢後燒香當進前室此並記夢見張天師書信云張生者即應是謹令疏示長史故不欲顯之又見係師注老子内解皆稱臣生稽首恐此亦可是係師書耳

興寧三年四月二十七日楊君夢見一人著朱衣籠冠手持二版懷中又有二版召許玉斧出版皆青為字云召作侍中須臾玉斧出楊仍指此是許郎玉斧自說我應十三年今便見召未解儀體向人答若爾可作剌玉斧作蜀道未解儀典方習厲

之言須十三年向王斧揖而去（此掾書半紙是已受寫楊君所夢故猶以楊爭中侍中之位所謂侍帝晨者也卷青為字即青籙白簡也）

四月二十九日夜半時夢與許玉斧俱座不知是何處也良久見南岳夫人與紫陽真人周君俱來坐一牀因見玉斧與真人周君語曰昔聞先生有守一法願乞以見授周君曰寡人先師蘇君往曾見向言曰以真問仙不亦于（應作迂字今周君傳中亦有此經）乎僕請舉此言以相與矣玉斧曰情淺區區貪慕道德故欲乞守一法爾言未絕周君又言曰昔所不以道相受者直以吳傖之交而有限隔耳（周是汝陰人漢太尉勃七世孫故云傖人也）君

乃真人也月已大有所禀將用守一何爲耶言訖
豁然而覺竟不知在何處此夢甚分明故記之
四月九日戊寅夜鼓四夢北行登高山迷淪不寤
至明日日出四五丈乃覺覺憶登山半日許至頂
上大有宮室數千間欝欝不可名山四面皆有大
水而不知是何處某因仰天天中見一白龍身長
數十丈東向飛行空中光彩曜天因又見東面有
白衣好女子亦於空中行西向就白龍徑入龍口
中須臾復出三入三出乃止又還某右邊向某而
又覺某左邊有一老翁著繡衣裳芙蓉冠拄赤九

節杖而立俱視其白龍某問公何等女子徑入龍
口耶公對曰此太素玉女蕭子夫取龍氣以鍊形
也此人似方相隸爲官也某又問翁何人來登此
宇公荅曰我蓬萊仙公洛廣休此蓬萊山吾治此
上府君故來乃得相見見我耳某又問公曰此龍
可乘否公荅曰此龍當以待真人張誘世石慶安
許玉斧丁瑋寧也某又問一龍而四人共乘耶公
曰此侍晨帝官龍也譬如世軺車朱鳥更一日乘
以上直也須臾閒公呼此四賢未來之間某與公
及此女以敷席共坐山上俱北向望海水及白龍

并有設酒食酒中如石榴子合食之柈亦如世間
柈柈中鮭也覺久久許四人並東来共乘一新犢
車青牛青油重車上来到並揖此公及其並共語
語畢公見語曰向所道四人此則是也覺張誘世
年可五十石慶安甚童蒙年可十三四許玉斧年
如今日所見丁瑋寧年可三十四五許並著好單
衣垂幘履版惟慶安著空頂幘公又曰玉斧府君
師友也某曰不然公又曰張誘世常山人公弟子
也石慶安汲郡人鉤翼夫人弟子也才均德敵並
人士也公因語四人言君並可各作一篇詩以見

府君老子亦願聞文筆之美言也於是公各付一
青紙及筆各一以與四人四人即取曰但恐倉卒
耳於是石慶安先作詩其文曰
靈山造太霞豎巖絶霄峯紫煙散神州乘飈駕白
龍相攜四賓人東朝桑林公廣休年雖前所氣何
蒙蒙實未下路讓惟年以相崇
次張誘世作詩其文曰
北遊大漠外来登蓬萊闕紫雲遘靈宮香煙何鬱
鬱美哉洛廣休久在論道位羅併真人坐齊觀白
龍邁離式四人用何時共解帶有懷披襟友欣欣

嵩晨會

次許玉斧作詩其文曰

遊觀奇山峙漱濯滄流清遥觀蓬萊間巘巘衝霄
冥紫芝被絳巖四階植琳瓔紛紛靈華散晃晃煥
神庭從容七覺外任我攝天生自足方寸裏何用
白龍榮

丁瑋寧作詩其文曰

玄山構洛浪金房曖靈軒洛公挺奇尚從容有無
附形沉北寒宇三神棲九天同寮相率往推我高
勝年弱冠石慶安未肯崇尊賢嘲咲蓬萊公呼此

廣休前明公將何以却此少年翰

四人作詩畢並以呈公公讀畢而笑曰此詩各表其才性也石生有逸才而輕邁張生體和而難解許生廣愼而多疑丁生率隱而發遲夫輕邁則眞氣薄難解則道不悟多疑則思無神發遲則得靈稽所謂殊途者也若能各返其迷悟其所悟不當速也府君弟子所謂管輅請論有疑疑則無神者矣

言詩畢各起共下山下山之頃又見此女子乘白龍而北去其與諸人步行南下至山下而各各別

原書本頁空白

真誥

原書本頁空白

原書本頁空白

原書本頁空白

宫融和所莅休宜時乘八風平蕩滓翳六天攝感消滅魔氣頓使真正之信流行三元玄無之感變無窮矣君前臨發頻煩想夢所見贈惠手跡爲信既感冥通銘德之厚儵忽未頃如覺千載適能得之竒而難解所謂微乎妙哉微乎妙哉近即疏記所夢密呈此先生被試後楊君因書與之也一書麻紙極好此是寫本所以得存耳

羲頓首頓首陰寒奉告承尊體安和以慰未得覲傾企謹白不具楊羲頓首頓首

羲白公第三女昨來委瘵且來小可猶未出外解羣情反側動静馳白

頃瘦癘可畏而猶未歇益以深憂

給事許府君侯（此六字折紙背題）

羲白二吏事近即因謝主簿屬鄭西曹鄭西曹亦以即處聽但事未盡過耳事過便列上也自已以爲意此郊陳胄王戎之徒實破的也謹白（此書失上紙）

羲頓首頓首奉告承尊體安和以慰劉家昨夜去使人惻惻似中後定也羲明日早與主簿至墓上省之也晚或復覲楊羲頓首頓首

先昨亦得車問想當不審且以惋怛之自非研玄實精有淩霜之幹者亦自然之常也長史許府君

使此一條下題折紙背上也

羲白奉賜絹使以充老母夏衣誠感西伯養老之恵然羲受遇過泰榮流分外徒銜戢恩眷無以仰酬至於絹帛之錫非復所當小小供養猶足以自供耳謹付還顧深見亮羲白

羲白此閒故爲清淨既無塵埃且小掾住處亦佳但羲尋還不得久共同耳尋更白羲白此二條共紙書又似失上紙

羲頓首頓首宿昔更冷奉告承尊體安和以慰此覲返命不具楊羲頓首頓首

羲白得主簿書云野中異事郄書別荅奉覲乙二

謹白（此背無題，恐失下紙）

羲頓首頓首。旦白反，不散風爆，奉告承安和，行奉覲白。書不具。楊羲頓首頓首。

羲白：雲芝法不得付此信往，羲別當自賫。謹白長史許府君侯。（侍者白此九字題折紙背，是楊與長史書。上紙重頓首，下紙及單疏並名白，又自稱名云尊體安隱，式不正可解，既非接隸意，又乖師資法。正當是作書時推敬長史謙挹故爾，侍書亦號，即其事也。都不見長史與楊書。既是經師，亦不應致輕，此並應時制宜，不可以以為准。）

羲頓首頓首。書曰：似覺未覲，延情。奉告承尊體安和，以慰。羲燒香始訖，正爾當暫還家，靜中晚乃親展。謹白。不具。楊羲頓首頓首。

羲白：野中未復近問，然華新婦已當佳也。惟猶懸

心奉覲乙二羲白

承今日權稻昨已遣陳伋經紀食飲守視之謹白

長史許府君侯（此六字題折紙背應在山廨答書十月五日也）

羲白符書記有答教事脫忘送遣欲遣承會得告

令封付別當抄寫正本以呈也不審竟得服制否

九未若脫未就事者當以入年爲始耶羲前所得

分者即服日日爲常不正聞有他異唯覺初時作

六七日聞頭腦中熱腹中校沸耳其餘無他想或

漸有理趣白

羲白並簿孝康在此奉集惟小慰釋小掾獨處彼

方其當悒悒羲此日追懷眷想不可言上下頃粗可行承垂念謹白

羲白昨及今比有荅教事甚忽忽始小關爾頃在東山所得手筆及所聞本末往當以呈比展乃宣羲白

羲白奉告具諸一二動静每垂誨示勞損反側羲白

羲白五色紙故在小郎處不令失也謹白

羲白明日當東山主簿云當同行復有解廚事小郎又𤍠馬羲即日荅公教明日當先思共相併載

致理耳不審尊馬可得送以来否此間草易於都
下彼幸不用方欲周旋三秀數日事也謹白右此前五也並疋
縣令長史也或是前疏或失止紙也
義白許東興昨中後見顧主人猶小設亦不覺久
番當去張泓續至其時日猶可也奉告云扶關入
門甚為異事由義不能節遣酒食量宜遣賓伏用
悚息願復察怨謹白此似在都答上長史當在撫軍府中時
義白爭撰集得五十許人又作叙真當可視乃益
味玄之徒有以奬勸伏以慨然義聞似當多此比
類暮當倒笈尋料得者遣送謹白已具紙筆須成

當自手寫一通也願以寫白石耳須勿以見人此當是羲至乃或是王公服法楊也自此後並是掾去世後事不知誰須録得存當是黃民就其伯間得也

羲白漢書載季主事不乃委曲嵇公撰高士傳如為清約輒寫嵇所撰季主事狀讃如別謹呈

洞房先進經已寫當奉可令王曠來取一作已白恐忘之謹又白今所有紅牋紙書者即是此也

羲白承昨雨不得詣公想明必得委曲耳明晴暫覲乃宣羲白此三書似失上紙並是在都時荅

羲頓首頓首晴猶冷奉告承尊體安和以慰比後覲展反命不備楊羲頓首頓首長史許府君侯侍者白此

九字題 折紙背

羲白季主學業幽玄且道跡至勝乃當在卷之上首耶東卿君大歎季主之為人又羨委羽之高冲矣承撰集粗畢極當可視未靚華翰預已欣歡奉覲一二謹白（所寄東卿論季主事本別書青紙與此不相隨今在第四篇中）所撰要當令得七十二人不審已得幾人若人少者亦當思啓冥中求其類例也然造一段作且當徐徐未可便出也亦欲自繕寫一通呈明公明公常所存悽乃希心於此者也羲　羲白

羲白孔安國撰孔子弟子亦七十二人劉向撰列

仙亦七十二人皇甫士安撰高士宗亦七十二人
陳長文撰耆舊亦七十二人此陳留耆舊也此一書首尾具而不見題當是函封也
義白别紙事覺憶有此乃至佳可上著傳中也輙
待保降當咨呈求姓字亦又當見東卿此月内都
當令成畢也動静以白此又失上紙書語是物送神仙傳答也保降有須保命君來也又注此并㕛並似在縣下時非京都也
仙傳猶未得治益要當待東卿至乃委曲耳昨日
更委曲再三讀之故為名作益以慨然符待晴當
畫之别白
義白傳未得書上王生所以爾者欲以見東卿東
卿近來倉卒不得啓此須後至乃呈尊處已别有

一本不審可留此處本否義又欲更有所上所上者畢乃頓以奉還也謹白長史此仙傳遂不顯世不解那得如此恐楊以呈司命不許其事宜行因隱絶之也

不審方隅山中幽人爲已設坐於易遷戶中未聊白方隅山幽人即謂掾也今設靈坐於其母右中耳

信還須牛明日食竟遣送右此書失上紙亦應是在縣下

義頓首奉反告承服散三旦宣通心中此是得力深慰馳情願善將和無復感動義頃公私匆匆是故替覲小闕奉展楊義頓首頓首

承二紀有患懸情近得師子壽都不道病此必輕微耳小晴遣信參之謹白

承石生往可念義乃識之頃者甚多暴卒亦无題此似都下書
義頓首頓首奉告見所疏夢并上章本末尋省反
覆夢既是注章亦苦到甚以慨然想此䰟魄尋散
滅耳比行奉覲楊義頓首頓首
別疏頓不以示人諸所屈曲奉覲一二
尊所疏夢當可解爾然大要是注氣之作也義白
義近連亦夢小掾有所道小云云大都無他耳亦
欲不復信夢悟故不上白耳尋疾患未知多當是
注氣小動所以爾耳上章根具亦當足滅之謹白
義白昔得小掾細白布青紙香珠之屬然此逼左

道虛妄之說是故不復稍說耳自當以此物[illegible]甲申也諸所曲屈筆不能盡謹白自掾去後楊多有諸感通長史既恒念憶故楊每發之也世中多不愜信幽顯所以不欲備說爾來已經太元九年元嘉二十一年兩甲申矣不知此所期謂在何時謂丁亥數周之甲申乎

羲頓首頓首奉告承尊體不和餘疢連動懸情灼灼想當偶爾行損承欲章書自陳亦足以斷注鬼之害也夢悟亦不可專信惟當以心鎮之耳尋復平承楊羲頓首頓首

承絕謁者還欣之尊已相見問其委曲邪謹白

自小掾去世後略無月不作十數夢見之又於瞑臥之際亦形見委曲也所言所行如平存爾然不

信既著遠近所嗤不敢復言之也

見告今具道夢聊復以白顧不恡忤若尊意爲此

爲罔罔者願見還當即以付火此書無題亦是與許掾悟而未去時託以警夢耳于時諸遊賓或問渤降神信者多所請問不信者則迺請戮故有此言以厲之

三月十九日夜夢小掾來在此靜中坐良久自說

小茅山三會水處極可看戲向從四平山中來路

上見叔父持火炬滿手欲以作變先生可向阿郎

道如此鬼火使人口噤不得語此物乃化爲風先

生知之不小掾又曰方山大有侯叔草異佳菜乃

大昨乃大取近乃失去布複袱欲就先生乞此衣

掾苟庶生叔並草云不知此當是誰者方山即四平山所謂退處方源帶與龍伯高嶭為於也既掾邵然又乞複被則在洞中者猶須衣食故云杜廣平亦代薪省粮而況今洞一之士乎斯在當復不知斷穀特是不應為之耳

小掾又曰今葬處不吉斷墓脉多所云云右十九日夕所夢此則前書所云以白者如此則掾亦还葬同墓雖曰虎塚猶須吉地

右與長史書今所見真手者訖此

前少一行又闕失上兩字情兼無以喻懷尋省来告粗承同之僕尋往相見近矣此者翅注良不可言給事安和昭長史也以十九日南州二十二日當還功曹已入非相見慰懷功曹掾庶長兄小名揆者也方爾悠悠未空歸也將琹絃之陰德乎聊當一咲琹絃事出彭素經房中之術也此即日無他公明日當復南州與大司馬別大司馬尅二十六發也第七似

不從征公是簡文為司徒也大司馬是桓溫也鎮在姑孰應北伐慕容第七似是掾叔小名嗣伯者為尚書郎于時是太和四年己巳歲三月中書也乃遠送米將供洞齋之備耶若君遠研玄鏡潛聲上音在深林之中遯人事之跡使此物之來卒無緣也於今逢耳誠理盡備矣洞齋即大洞齋法今有在書小款如此則掾是備行上品七卷耳想所寫已了校當令熟秋冬之間其經當復示也不知是何丞明年掾便遁化也

故服餌不春草生此物易尋想數詣玄水之處逍遥也僕此月必往敘其不久南燭冬乃不彫春時色味弥好既平為餌則是掾今服口和者所以定六云次服餌飯蕪轂勿違但一劑于祀其事未審平即不知玄水在何處也

亦不煩羼李李疾病未攝事承田已為勞意勑語

陳暐如此必有秋望也此誠小小不暫勞君意者
則事去矣
給事云南州還當并急四月半間欲至東山想無
差錯矣比要告茶一簿眞注行下云茶一簿未正可解當爲寄與掾也茶州是茗掾患淡飲所須兼亦以少寐也
一日不見君常恐鄙悋之心已生矣君未復能屑
屑中出於風塵之間耶右八條楊書並是在都送還山與掾内上紙此書師與弟子灼然作君僕用古体也
承給事體氣如故且甚延悚念侍省遑懼辭正爾
燒香入靜具啓夜當根陳情事使盡丹苦之理動
靜別白尋更承問此少上紙似在縣下答虎牙道長史病事
謝連給事前後書上啓神母因書小掾并呈前後

荅神母云小掾截留給事書唯餘此見還此亦與虎牙是掾去後事也神毋應是南真夫人右楊君在此所寫外書及自記夢事并與長史兩掾諸書疏及有存録者記此又別有記事酬荅真人書已在翼真檢中

長史書暮卧先存斗星在所卧席上

暮卧存星之時皆先陰咒星名然後存耳祝畢乃存星安卧其中也然後密叩齒祝九皇之精右二條長史抄脩洞房事

見斧云酉年學戌年當歸戌年道氣當行天下云從戌年當受法此一條是掾去後所記掾記是庚午年去此戌年即應癸酉甲戌年受法者是謂其真人受經二奇之澧十一年成真故定録云復十六年乃覩我於東華者也

經云王諸關鏡聰明始此黄庭經中語九月十七日巳一百

九十過

二十一日 合二百過　二十六日　十月一日　八日

十一日　十五日　十七日　二十日　二十二日

二十日　十月二日　六日　十月壬寅 此雁是十月　十三日

二十日　十四日

四百過十二月二十五日　正月十三日　二月二十六日　二百四百 二十二過　二百四百 四十過

已上並是朱畫朱書

九月二十六日夜始此前後間中細字注皆是二十也自別夜一紙既有兩九月從是二年中事故附此亦多有零落不存

二十八日　九月二十七日 尺十二夜

上谷　十一月十四日

出九月 臨陽門

十月十六日丑　十月二十一日　二十四日

已上並是朱畫朱書

右此是長史自讀黄庭遍數也朱墨雜畫者是因脩用時遇得筆便題記之耳云長谷出日等亦是經中語當是讀至此句忽有事應起故疏誌處也

大洞真玄張鍊三魂出惣芸夢祝

太上高精三帝丹靈出黄素夢祝此二條事本經並應出大非真令以抄出別已在後第五篇中

太都天録顯於玄宫出紫文仙相

左目童子出五神經

仙者心學出二十四神經也

先閉氣二十四息（出紫文玄關案）

行之十八年（亦從玄關事）

大帝玄書（玄關符事）

徒行事而不知神名還精而不知服此符（亦玄關事）

魂唯得飲徊水月精（出紫文拘魂祈文）

吾是天目（出飛步經祝）三啄齒太元上玄（出玄家墓祝今在第三篇）

魂唯聽飲月黄日丹（出紫文制魄祝）

沐浴祝太上高真（出紫真錄傳祝）制虫丸（出蘇君傳）

季道思和（似是郭修二茅君字疑作道字是悟耳）

玉簡青録高闇刻石（出常祝語）石精玉馬照知鬼形（亦是紫案）

苞山下有石室銀户方圓百里

崑崙山下有黄水名曰日月水飲者得仙此二條未知何出未見其事

告王君使傳知真者告青童使傳成真者太知真

者謂知真而得真成真者謂勤求而獲真者耳出消魔經

存此首當是啓記其首目以備忘耳

正月四日　二月八日　三月十一日

四月十六日　五月二十日　六月二十四日

七月二十八日　八月十九日　九月十六日

十月十三日　十一月十日　十二月七日

右老子拔白日（此是人請外術事似長史自抄用）
正月庚申　二月辛酉　三月庚戌
四月癸亥　五月壬子　六月癸丑
七月甲寅　八月乙卯　九月甲辰
十月丁巳　十一月丙午　十二月丁未（此諸日皆）
右上帝煞害日不可請乞百事無宜（是逆月支干衝破凶日也可以類求之亦恐非真受雖百事無宜而常所修行或值諸吉恐不可闕也）
所謂靜室者　一曰茅屋　二曰方溜室　三曰
環堵制屋之法用四柱三桁二梁取同種材屋東
西首長一丈九尺成中一丈二尺二頭各餘三尺

後溜餘三尺五寸前南溜餘三尺棟去地九尺六寸二邊桁去地七尺二寸東南開戶高六尺五寸廣二尺四寸用材爲戶扇務令茂密無使有遼南面開好名曰通光長一尺七寸高一尺五寸在室中坐令平眉中有板牀高一尺二寸長九尺六寸廣六尺五寸薦席隨時寒暑又隨月建周旋轉首壁牆泥令一尺厚好摩治之此法在名山大澤無人之野不宜人間入室春秋四時皆有法然此蓋本道相承道家之一事耳不足爲異也粗要知是以及道機作靜室法與此果恐是別有告受者而不知耆的今存想入靜亦可脩之或云應有經也

以正月十五日尚書省中直乞夢非常皆靈仙真像多所道其子孫慶以閏月二日夕又夢仙靈共會吾請乞佳應又見有缺十字非常好以月半中忽見丸老先生乘軺引從詣吾相見欣然云連在宣城四十日始還問吾消息云今至蕪湖二十三日當還還當省吾得見之欣然此是作餘姚沉公尚書即時也以閏月四日夕夢綵物如幡形皆舒著席上或如畫或如錦繡文字煥炳如言可解而不可解愈舒愈更奇異云是楊舍人物時亦不見楊君也意言當寫取云須能盡人整頓所未常見當有十許幡太和八年閏十月而楊君年二十三簡文始為司徒

恐未為吉人亦恐是後年未聞耳

十一月十二日夢棺器露有水

十二月十八日左右夢以鐵釵刺玄武此玄武恐是所言鼻之玄武也非所存龜蛇者也

二十一日夢見天子天子當年十六七許在殿上

此應康帝時不知是何年

重復夢見在一處懸崖自放落下岐危遥見劉升遠與語從此當廻還廻還道難得一紐以手巾穿之見吳城扶助吾遂得廻旋此右六條並長史自記夢事

十月九日詭上廚五人旨南山治此長史自記事旨應作指於搖宅上宅淨舍也牙

詣夫人詭當用雙金環汝無吾當具文以謝恩也

厚若有金貫便以奉夫人云以謝吏兵華功曹至意密語新婦脫字令知密之密之若無便可以二雙金環奉詭勿忩勿忩若欲得體上所實玩者爲好華功曹似是華僑而後又云楊意旨恐此非也厚似是虎牙婦也

吾近日疏與汝說二君應有詭其夕即有誥云吾二人吏兵若無功詭後小子不復爲人使楊意旨中謂可用釵小君即言釵所以導達開通自可用也新婦有金釵即可用可停貫也先詣夫人次詣二靈汝疇量之汝索鐶如一日疏新婦銀釵亦可用良無便當用環吾停汝辭須詭當詭辭繼其下

也不復別作（此書即涉前事也）

得佳清閑云勑汝脩內經是保命汝不荅漠漠不

當爾然此非常意皆發自冥妙當作本末荅當奉

行此意口又無言為不可也（內經或應是黃庭不爾即應是洞房中法爾）

陶休以二百紙與汝吾留百枚（檢陶譜長史婦親亦不見名休者）

斧白米已當向盡汝餉之（此是供染為書餉者）

還告云汝當小不佳防之（還是易遷夫人也右此七條並長史與虎牙書）

右許長史在世抄記紀中事目及夢并

與兒書有存錄者託此其與真靈書已

別在前卷中

先生白寄神氣挍景東林沐浴閒丘乖我同心每東瞻滄海歎逝之迅西眄雲涯哀與內發髣髴故鄉鬱何壘壘將欲身返歸塗但矯足自抑耳於是靜心一思逸憑靈虛登巖崎嶇引領仰玄冥志扉上遊雲埭真始覺形非我質遂亡軀逐神矣浪心飈外世路永絕足樂幽林外難二塞建志不倦精誠無廢遂遇明師見受奇術清講新妙玉音洞密吐納平顏鍊魂保骨沖氣夷泯無復內外也此則王世龍芽營服玉液諸法也

但恨吾遭良師之太晚也反滯性之不早矣吾得

道之狀艱辛情事定録真君已當說之矣崇賴成覆救濟之功天地不能渝也（謂應作諭字此則是定録所說被試事也）聞邪遠造上法（上清諸道也）偶真重幽（雲林降也）心觀靈元（静遇法也）氣陶太素（五神景也）登七闕之巍峩（飛天提也）味三辰以積遷（日月五星）虛落霄表精朗九玄此道高邈非是吾徒所得聞也亦由下挺稟淺末由望也然高行者常戒在危殆得趣者常嶮乎將矣禍福之明於斯而用矣道親於勤神歸精感丹心待真招之須臾若念慮百端狹以營道雖騁百年亦無冀也三官急難吾昔聞之在前（更論棲遲之諸試難事得爲感靈通也）七考之福既以播之於後（于何功業當復延及）

長史父子也

因運乘易不亦遠耶幾成而敗自已而作試挍千端因邪而生耳想善加苦心勞形勤諸功德萬物云云亦何益哉斧子蕭蕭其可羨也各不自悟當造此事斧獨何人享其高乎歎獨能超邈也師友之結得失所宗託景希真在於此舉也吾方棲神岫室陰形深林采泝浴不應安欵水而猶作谷字之幽芝掇丹草以成真矣成真之辭小為太深昔約道成當還詭信雖未都遍徹粗有髣髴亦欲暫偃洞野看望墳塋不期而往冀暫見弟因緣簡略臨書增懷映謝從曾祖本名映改名遠遊此十字掾弟注右一條先生被試後因事長史于時應已在蓋竹山

定録云辰年當暫出還人食詭

則此應是丙寅丁卯年中書也

掾泰和元年八月服六甲符此是飛六甲法別有經

泰和二年太歲在丁卯正月行廻元道此是謝過法別有經

泰和二年二月中行空常此飛步別法

泰和二年四月服青牙此青牙始生法世未見經

泰和二年七月行日月在心泥丸之道右五條共一片紙記

存日月在泥丸法泰和二年六月行前云七月而此云六月字當有舛誤者此即服日月

泰和三年五月行奔二景道此則儀隣之法經已有抄事未見其經亦二條又別一片紙朱書不與前諸相接也

二月三日夜脫失丙字應以是名夢鄭白夫人道之文有內

密而外睞者鄭之區區今即是也當與嶒姑俱來

節者郁芝母也与易遷夫人周旋故交夢於掾以結芝冥滯皆姑來測是誰此夢亦應是二年二月中也

四月二十七日夜半夢見一女子著上下青綾衣與吾相見自稱云我是王眉壽之小妹也相見時似如在山林之間云明日可暫出西門外有犢車白牛皮巾裹僕御頭者是我車也後別相詣於貴解因口喻作詩如別

秉氣游淥津採藥中山巔披心煥靈想蕭蕩無悟言頤與盛德遊驂駟騁因緣榮歷何足尋疾激君清玄苟能攝妙觀吐納可長年王眉壽之小妹即中候夫人女掾既未據真故假夢以通旨而有榮歷之句又恐非掾矣

泰和元年六月五日夕夢忽聞天上有金石鍾鼓之音仍仰看見彩雲如虹氣狀爽爽彌漫天上從東直西趣意中謂是女靈行或呼爲元君忽復如從路上行欻然已過王斧又將主簿追望唯見翼輿後從朱衣人皆迴還見禮路邊有一人白衣似卜師因見語云君體羸不堪事可專修所行勿雜他事若不專君當得病君不見信者自當得夢此人自稱姓滕（滕秦主簿即兒虎牙也）

七月向末王斧夢身體飛揚豁然入一屋下累牀南向坐自謂是合日揚光顛迴五辰之道（此語出消摩云太上之經也）

見一人任東面立手舒卷書看見如畫圖像山岳
狀下輙有書說亦與執書人語良久
八月三日夕夢忽有一人弊衣長形容從一小兒
来如徇蕭（蕭作哨音謂如今徇哨音物人也）坐與王斧語乃說上道事斧
仍驚愕更危坐須臾将進内戶大論上道顧小兒
莫令人見我外鼓斧問樂耶（謂鈞天廣樂上清之曲也）云不來欲得
可取之爾君自當得鈞樂因問鈞樂幾人荅曰十
人一鈞大法乃至於萬不知道至十萬仍覺復眠
又夢見卷書見王斧書先舒惟見後是王君事似
四輔傳盡共在上多論王君學道時見語學道歷

年事自可須二三年間邪意甚敬此人未得拜便
覺未見主簿亦在坐
泰和元年八月三十日夕夢得一帙有四小卷書
云是神母書或云是傳皆以青細布為袟袟兩頭
紅色書皆是素時先生亦在間又為王斧書此得
上篇於戶外壁辟方素上其字似符或如獸像帙
亦亦不正似布謹記先生即楊君也
泰和三年三月二十五日夕王斧夢行見天上白
雲彌滿纏合甚下而不高仰望雲間時有空處狀
如山穴東行數步覺東坮有大道便順道行得

深室或如石室白氣從室中出又似水欝勃來冠
玉斧身時急坐亦不恐向氣忽散見室裏有牀席
器物殊整潔意中自謂是靈人所住止處仍向室
拜叩頭訖請乞室內又有穴玉斧後從此前進穴
內甚急小不得前意復更欲進忽見一人在室外
語玉斧未可進尋當得前乃向此人再拜揖而退
又見送至道上說玉斧應受書之言極殷勤委曲
當勘府南真夫人使三人送玉斧令通板橋初出
又見犢車中有二露頭年少與向人言笑未至所
住便覺欣願靈悟如夢之告謹以記之右七條並掾自所記夢事于時既憂心

米與隱居令日何異

三月八日拜疏玉斧言鄭恨還奉敕尊猶患飲痛

不除違遠竦息陰曘願今餐食無恙即日此蒙恩

牙近至此便西願早至謹及啓疏玉斧再拜

玉斧言尊欲得六甲符似在句容牙處斧都不以

書來山中願就牙器中料謹啓此六甲符非靈飛也當是左右玄録也

玉斧言承近三日會流盃尊亦作詩後信願寄還

謹啓

臨若即至願賜檟榔斧常須食謹啓恒須茗及檳榔亦是多飲茗故云可數沐浴湿水

喉之癥宗此本体卑典今世呼父為[illegible]此乃好昔時仪多如此也

四月十七日拜疏玉斧言漸熱不審尊體動靜何
如頓飲漸覺除違遠燋竦急假願行出即日此蒙
恩謹及啓疏玉斧再拜

玉斧言有檳榔願賜令暫倩徐沈出至便反謹啓

四月十八日拜疏玉斧言昨徐沈願啓即至漸熱
不審尊體康和飲漸覺除違遠戀竦牙如常撥時
御出斧粗蒙恩謹及馮令史啓疏玉斧再拜撥是爲長史也

四月二十一日拜疏玉斧言陰熱不審尊體動靜
何如飲覺蒙恩陳繹來尊令日當垂斧近齋唯尊
來餘人難相見願道路安穩小史在戶內使不欲

經遠或淹謹及陳輝啓䟽玉斧再拜此亦明真文所推狂斷外人避淹而已小史當是狂名而猶進小見於宗內從者貴勝人自能不毀損猿節也

玉斧言㨂牙亦得暫還此安穩謹啓

四月二十三日拜䟽玉斧言奉勑昨夜至慰馳竦熱頤尊體餐食無恙未得侍見戀慕旦陳滕啓䟽

頤已至謹及啓䟽玉斧再拜

玉斧言楊舍人弟病委頓為懸耿想行當佳謹啓前楊已云老母今此云弟唯兩患頗耳六餘親於此莫之聞

四月二十八日拜䟽玉斧言昨奉勑慰竦息陰氣頤尊體無恙飲覺除違燋竦謹及啓䟽玉斧再拜

玉斧言錢即與甲王此間都無復密付二升餘華新婦欲得少許頓分之亦長在中謹啓山家貧儉亦殊為契闊華新婦即許妻也

五月四日拜疏玉斧言節至增感思濕熱不審尊體動靜何如飲猶未除違遠悚灼服散微得飲水猶是得益頓彼大小無恙尊五日當下頓必果謹遣扶南啓疏玉斧再拜

玉斧言陳鹿至尊賜牖及蒸蔥即至帝都已還東甚得右四字謹啓從二十三日來凡三書長史並似在縣下家中時也

玉斧言承舍人下恐過句容未進此湛家穀猶未熟今遣朱生出祭頓尊即令生反得穀頓為都作

米此無可舂者若至便當就合恐藥草燥得米下船乃可採草謹啓

玉斧言此間釜小可正一斛不與甑相宜又上稻應得釜用都有大釜容二斛已上者願與諸藥俱致無見可否足借斧當於縣下（少一行十許字）謹啓（此求米及大釜皆是作餌飯所須也云穀未熟當在九月中此一書長史在都下）

右八條掾在山與苕父書于時長史在都及縣下也

右此並掾在世間所記事及書有存録者記此（又有與真灵辭具在前編）

真誥握真輔第六篇卷之第九

真誥第[illegible]

真誥翼真檢第七篇卷之第十

華陽隱居陶　弘景　造

翼真檢

真誥叙録

真誥運題象第一此卷並立辭表意發詠暢旨論冥數感對自相儔會分為上下二卷
真誥甄命授第二此卷並詮導行學誡厲愆怠兼曉諭分挺炳發禍福分為上下二卷
真誥協昌期第三此卷並修行條領服御節度以會用為宜隨事顯法
真誥稽神樞第四此卷並區貫山水宣敘洞宮測真仙位業領理所關分為上下二卷
真誥闡幽微第五此卷並鬼神宮府官司氏族明形識不滅善惡無遺
真誥握真輔第六此卷是三君在世自所記錄及書疏往來非真誥之例

真誥翼真檢第七（此卷是標明真緒證質玄原，悉隱居所述，非真誥之例）

右真誥一蘊凡七卷（其五卷是真人所誥，二卷是在世記述）

仰尋道經上清上品事極高真之業佛經妙法蓮華理會一乘之致仙書莊子內篇義窮玄任之境此三道又以包括萬象體具幽明而並各七卷者當是法璇璣七政以齊八方故也隱居所製登真隱訣亦爲七貫今述此真誥復成七目五七之數物理備矣

夫真人之旨不同世目謹仰範緯候取

其義類以 二言爲題所以莊篇亦如此
者蓋長桑公子之微言故也俗儒觀之
未解所以

真誥者真人口受之誥也猶如佛經皆言佛說而
顧玄平謂爲真迹當言真人之手書迹也亦可言
真人之所行事迹也若以手書爲言真人不得爲
隸字若以事迹爲目則此迹不在真人爾且書此
之時未得稱真既於義無旨故不宜爲號

南岳夫人傳載青籙文云歲在甲子朔日辛亥先
農饗旦甲寅羽水起安啓年經乃始傳得道之子

當修玉文

謹推按晉曆哀帝興寧二年太歲甲子正月一日辛亥朔（曆忌可祠先農）四日甲寅羽衣（正月中氣羽郎雨也）起者興也安者寧也故迂隱其稱耳如此則興寧二年正月南真已降授楊君諸經也今檢真授中有年月最先者唯三年乙丑歲六月二十一日定錄所問從此月日相次稍有降事

又按中侯夫人告云令種竹北宇以致繼嗣又云福和者當有二子盛德命世鼻此是簡文爲相王時以無兒所請於是李夫人生孝武及會稽丁（福和䖍是）

李夫人私名也于時猶在卑賤孝武崩時年三十五則是壬戌年生又在甲子前二歲如此衆真降楊已久矣

又定録以乙丑年六月喻書與長史云曾得往年三月八日書此亦應是癸亥甲子年中也

又按愕緑華以升平三年降即是己未歲又在甲子前五年此降雖非楊君楊君已知見而記之也

又按乙丑歲安妃謂楊君曰復二十二年明君將乘雲駕龍北朝上清則應以太元十一年丙戌去世如此二十許載辭事不少今之所存略有數年尋檢首尾百不遺一又按衆真未降楊之前已令

華僑通傳音意於長史華既漸妄被黜故復使楊
令授而華時文迹都不出世
又按二許雖玄挺高秀而質挠世迹故未得接真
今所授之事多是爲許立辭悉楊授旨疏以示許
爾唯安妃數條是楊自所記録令人見題目云某
日某月某君喛許長史及掾厶皆謂是二許親承
音旨殊不然也今有二許書者並是别寫楊所示
者耳
又按掾自記云泰和三年行厶道二録是二年受
自三年後無復有疏長史正書既不工所繕寫蓋

少今一事乃有兩三本皆是二許重寫悉無異
然楊諸書記都無重本明知唯在掾間者于今頗
存而楊闇自有杳然莫測自掾去後六七年中長
史間迹亦悉不顯

又按今所詮綜年月唯乙丑歲事最多其丙寅丁
卯各數條而已且第一卷猶可領略次第其餘卷
日月前後參差不盡得序

又按凡所注日月厶受多不書年今正率其先後
以爲次第事有斷絶亦不必皆得又本無年月及
不注厶受者並不可知依先闕之

又按真授說餘人好惡者皆是長史因楊請問故各有所答並密在許間于時其人未必悉知

又按併衿接景楊安亦灼然顯說凡所興有待無待諸詩及辭喻諷旨皆是雲林應降嬪儷儔事義並亦表著而南真自是訓授之師紫微則下教之匠並不關儔結之例但中候昭靈亦似別有所在既事未一吐故不正的的目其餘男真或陪從所引或職司所任至如二君最爲領據之主今人讀此辭事若不悟斯理者永不領其旨故略標大意宜共密之

又按二許應修經業既未得接真無由見經故真先以授楊然後使傳傳則成師所以長史與右英書云南真哀矜去春使經師見授洞房云云而二許以世典爲隔未崇禮敬楊亦不敢自處既違真科故告云受經則師乃恥之耶然則南真是玄中之師故楊及長史皆謂爲玄師又云疾者當啓告於玄師不爾不差而長史與右英及衆真書亦稱惶恐言者此同於師儀爾實非師也

又按楊書中有草行多儳黵者皆是受旨時書既忩遽貴略後更追憶前語隨復增損之也有謹正

好書者是更復重起以示長史耳

又按三君手書今既不摹則混寫無由分别故各注條下若有未見真手不知是何君書者注云某書又有四五異手書未辨爲同時使寫爲後人更寫既無姓名不證真僞今並撰録注其條下以甲乙丙丁各甄别之

又按書字中有異手增揖儳改多是許丞及丞子所爲或招引名稱或取會當時並多浮妄而穎皆不能辨從而取之今既非摹書恐漸致亂或並隨字注銘若是真手自治不復顯别

[illegible]三君手跡楊君書最工不今不古能大能細大較雖祖効郗法筆力規矩並於二王而名不顯者當以地微兼爲二王所抑故也掾書乃是學楊而字體勁利偏善寫經畫符與楊相似鬱勃鋒勢迨非人功所逮長史章草乃能而正書古拙符又不巧故不寫經也隱居昔見張道恩善别法書歎其神識今覩三君跡一字一畫便望影懸了自思非智藝所及持天假此監令有以顯悟爾

又按三君手書作字有異今世者有龜龍虚華顯服寫辭關閞之例三君同爾其楊飛（掾飛）楊我（掾我）楊

靈（長史灵 掾靈）楊真（長史真）楊師（掾師）楊惡（長史惡）此其自相爲異者

又鬼魔字皆作摩淨潔皆作盛潔盛貯皆作請貯

凡大略如此亦不可備記恐後人以世手傳寫必

隨世改動故摽示其例令相承謹按爾此諸同異

悉已具載在登真隱訣中

又按三君書字有不得體者於理乃應治易要宜

全其本跡不可從實闇改則澆流散亂不復固真

今並各朱郭疑字而注其下

又按三君多書荊州白牋歲月積久或首尾零落

或魚爛缺失前人糊搶不能悉相連補並先抄取

書字因毀除碎敗所缺之處非復真手雖他人充
題事由先言今並從實綴録不復分析
又按三君書有全卷者唯道授是二許寫酆宮記
是掾書並有首尾完具事亦相類其餘或五
紙三紙一紙一片悉後人糊連相隨非本家次比
今並擗拔取其年月事類相貫不復依如先卷
又按衆真辭旨皆有義趣或詩或戒互相酬配而
顧所撰真迹枝分類別各爲部卷致語用乖越不
復可領今並還依本事并日月紙墨相承貫者以
爲詮次

又按起居寶神及明堂夢祝術紀諸法十有餘條
乃多是抄經而無正首尾猶如日芒日象玄白服
霧之屬而顧獨不撰用致令遺逸今並詮録各從
其例
又按有未見真本復不測有無流傳所記舛駁不
類者亦敢便頓省除皆且注所疑之意各於條下
又按所載洞宫及諸山仙人氏族並欲以外書詳
注出其根宗恐大致顯泄仰忤冥軌唯有異同疑
昧者略標言之其酆宫四宫乃可隨宜顯説
又按此書所起以真降爲先然後衆事繼述真降

之顯在乎九華而顧撰最致末卷
又先生事迹亦近真皆尚不宜預在此部而顧遂
載王右軍父子書傳並於事爲非今以安記第一
省除許傳別充外書神仙之例唯先生成仙之後
與弟書一篇留在下卷
又長史書即是問華陽事華陽事仍是荅長史書
強分爲兩部於事相失今依旨還爲貫次又顧所
記二其年月殊自違舛今謹依真受撿求又以許
家譜叅校注名異同在此卷後
又按三君書迹有非疏真受或寫世間典籍兼自

記夢事及相聞尺牘皆不宜雜在真誥品中既實
重筆墨今並撰録共爲第六一卷顧所遺者復有
數條亦依例載上

又真誥中凡有紫書大字者皆隱居别抄取三君
手書經中雜事各相配類共爲證明諸經既非聯
爾可見便於例致隔今同出在此則易得尋究又
此六篇中有朱書細字者悉隱居所注以爲誌别
其墨書細字猶是本文

真經始末

伏尋上清真經出世之源始於晋哀帝興寧二年

太歲甲子紫虛元君上真司命南岳魏夫人下降
授弟子瑯琊王司徒公府舍人楊君使作隸字寫
出以傳護軍長史句容許君并第三息上計掾君
二許又更起寫修行得道凡三君手書今見在
世者經傳大小十餘篇多掾寫真受四十餘卷多
楊書（瑯琊王即簡文帝在東時爲相王時也）長史掾立宅在小茅後雷平山西
北掾於宅治寫修用以泰和五年隱化長史以泰
元元年又去掾子黃民時年十七乃收集所寫經
符秘籙曆歲于時亦有數卷散出在諸親通間今
句容所得者是也元興三年京畿紛亂黃民乃奉

經入剡（長史父昔爲剡縣令甚有德惠長史大兒亦又在剡居是故投憩焉）爲東闡馬朗家所供養（朗名温公）朗同堂弟名罕共相周給時人咸知許先生得道又祖父亦有名稱多加宗敬錢塘杜道鞠（即居士京產之父）道業富盛數相招致于時諸人並未知尋閲經法止禀奉而已至義熙中魯國孔默崇信道教爲晉安太守罷職還至錢塘聞有許郎先人得道經書具存乃往詣許許不與相見孔膝行稽顙積有旬月兼獻奉殷勤用情甚至許不獲已始乃傳之孔仍令晉安郡吏王興繕寫（興善有心尚又能書畫故以委之）孔還都唯實錄而已竟未修用元嘉中復爲廣州刺史及亡

後其子㷍先休先才學敏贍竊取看覽見大洞真經說云誦之萬遍則能得仙大致譏誚殊謂不然以爲仙道必須丹藥鍊形乃可超舉豈有空積聲詠以致羽服無有諸道人助毀其法或謂不宜蓄此因一時焚蕩無復孑遺此當是宜意不欲使流傳於外世故也後既先并復子譯同詳被誅也王興先爲孔寫輒復私繕一通後將還東修學始濟浙江便遇風淪漂唯有黃庭一篇得存興乃自加切責仍住剡山梢就讀誦山靈即火燒其屋又於露壇研詠俄頃驟雨紙墨霑壞遍數遂不得畢興深知罪譴杜絕人倫唯書歷日貿粮以續氣命其子

迺泰爲晉安船官督資產豐富數來拜獻兼以二奴奉給與一無留納而終乎剡山於是孔王所寫真經二本前後皆滅遂不行世此當是因先不師受妄竊寫用所致如此也復有王靈期者才思綺拔志規敷道見葛巢甫造構靈寶風教大行深所忿嫉於是詣許丞求受上經丞不相允王凍露霜雪幾至性命許感其誠到遂復授之王得經欣躍退還尋究知至法不可宣行要言難以顯泄乃竊加損盈盛其藻麗依王魏諸傳題目張開造制以備其錄并增重詭信崇貴其道凡五十餘篇趍競之徒聞其豐博互來宗禀

傳寫既廣枝葉蘩雜新舊渾淆未易甄别自非已見真經實難證辨其點綴手本頗有漏出即今猶存又宋先生僧標文章增損綺初王語云天下才情人故自絶群吾子王靈期同船發都言頓破齒隸竟便已作得兩卷上經實自可訝自靈期已前上經已往往舛雜弘農楊洗隆安和四年庚子歲於海陵再遇隱盟上經二十餘篇有數卷非真其云尋經來一十二年此則楊君去後便以動作故靈寶經中得取以祖揉非都是靈期造製但所造製者自多耳　今世中相傳流布京師及江東數郡略無人不有但江外尚未多爾此當是道法應宣而真敘不可廣布故令王造行此意也　王既獨擅新奇舉世崇奉遂託云真授非復先本許見卷褒華麗詭信豐厚門徒殷盛金帛充積亦復莫測其然乃鄙閉自有之書而更就王求寫於是合迹俱宣同聲相讚故致許王齊轡真偽比蹤承流向風千里而至後又有菜買者亦從許受

得此十數卷顛𩔖本分張傳受其迹不復具存葉晉書行下道之教於上經不並流傳也馬朗既見許所傳王經卷目增多復欲更受營理詭信克日當度忽夢見有一玉梳從天來下墜地破碎覺而發疑云此經當在天爲寶下地不復堪用於是便停論馬朗雖不修學而寶奉精篤既不凡解之又善亦應是得道人元嘉六年許丞欲移歸錢塘乃封其先真經一廚子且付與朗淨室之中語朗云此經並是先靈之迹唯須我自來取縱有書信慎勿與之乃分持經傳及雜書十數卷自隨來至杜家停數月疾患慮恐不差遣人取經朗既惜書兼執先旨近親受教勑豈敢

輕付遂不與信儀而許便過世所費者因留杜開
即今居士諸經書悉是也
許丞長子榮弟迎喪還鄉服闋後上剡就馬求經
馬善料理不與其經許既懃戢不復苦索仍停剡
住因又以靈期之經教授唱言並寫真本又皆注
經後云厶年厶月厶真人授許遠遊（于時世人多知先生服食入山得道而不究長史父子事迹故也）
人亦初無疑悟者經涉數年中唯就馬得兩
三卷真經頗亦宣泄（今上惠朗諸人所得者是也）元嘉十二年仍於剡
亡因葬白山（葬弟許知大經僞都不以經文字為言所以何公君馬家悉得尋寫）馬朗馬罕敬事經
寶有過君父恒使有心奴子二人（一名白首　一名平頭）常侍直香

大洒掃拂拭每有神光靈氣見於室宇朗妻頗
通見云數有青衣玉女空中去來狀如飛鳥馬象
遂致寵威資產巨萬年老命終朗子洪洪弟直罕
子智等猶共遵向末年事佛乃廢之爾
山陰何道敬志向專素頗工書畫少遊剡山爲馬
家所供侍經書法事皆以委之見此符跡炳煥
於世文以元嘉十一年稍就摹寫馬罕既在別宅
與今何爲起數篇所以二録合本仍留罕間何後
多換取真書出還剡東墅青壇山住乃記説真經
之事可有兩三紙但何性鄙滯不能精修高業

多致散失猶餘數卷今在其女弟子始豐後堂山
張玉景間何常以彭素為事質又野朴頗居士間其得經狀亦自詭說非[illegible]遇見將[illegible]欲遊顧謂是奴僕因問何公在否何答不知於是還裹衣不復見頭留停累日詣者
備至遂不接之時人咸以何鄙吡不除而失知人之鑒也何既分將經去又泄說其意馬朗
忿恨乃洋銅灌廚籥約勑家人不得復開大明七
年三吳飢饉剡縣得熟樓居士惠明者先以在剡
乃復攜女師塩官鍾義山眷屬數人就食此境樓
既善於章符五行宿命亦皆開解馬洪又復宗事
出入堂靜備覩經廚先已見何所記意甚貪樂而
局鑰嚴固觀覽無方景和元年乃出都令嘉興殳
季真啓勑封取景和既猖狂樓謂上經不可出世

乃料簡取真經、真傳及雜受十餘篇，乃留置鍾間。唯以諮落符及真受二十許小篇并何公所摹二録等將至都，及即以呈景和，於華林暫開，仍以付後堂道士。泰始初，及乃啓將出私解。陸修靜南下立崇虛館，又取在館。陸亡，隨還廬山。徐叔摽後將下都，及徐亡，仍在陸兄子瓌文間。此中有二君所書真受，後人糊連裝褫，分為二十四篇。建元三年，勅董仲民往廬山營尋德藥，欲求神異，徐[illegible]分楊書一篇為兩篇與經還上高帝，高帝以付五經典書戴慶、戴[illegible]後留外，仍得自隨，徐[illegible]弟子李果之又取一篇及諮落以去，所餘惟二十一篇，悉以還封，置[illegible]堂也。樓從都還，仍往剡，就鍾求先所留真經，鍾不以還之，乃就起寫，久久方得數篇。既與馬洪為恨，移歸東陽長山，馬後遂來請取而誤

得他經樓中時似復有所零落今猶應一兩篇在其二卷已還封昭臺

孔璪賤時杜居士京產將諸經書往剡南墅大墟住始與顧歡戚景玄朱僧摽等數人共相料視頗先已寫在樓間經粗識真書於是分別選出凡有經傳四五卷真受七八篇今猶在杜家其經二真並受已還封昭臺宋大明末有戚景玄興寧延與作外甥亦好道及吳興天目山諸玄秀並頗得寫杜經樓從弟道濟及法真鍾興舍傳先並得寫樓鍾間經亦互相通涉雖各摹符而殊多麁略雖加意潤色滑澤取好了無復規矩鋒勢寫經又多浮謬至庚午歲隱居入東陽道諸晚學者漸效為精山陰輿又盛于塘杜高士善寫真將私衆尚容許靈真並是能者時人今知摹二王法書而永不悟摹真經經並起隱居手亦不必皆須郭填但一筆就不搨力殆不異真至於符无大小故宜皆應郭填也

泰始四年發於剡移還始寧㟪山馬智晚爲衆僧

所說改事佛法悉以道經數十卷送與鍾皆是何公先爲其父寫者亦有王靈期雜經唯四五篇并真授六七篇是真手不關機所得者其經二卷已與真受并悉已还述封昭臺壁鍾亡後所余亡應在兄女及臧景玄処

昔有陳雷者東陽人是許長史門附謹敬有心長史常使典看經書頗加訓授其亦換有所寫無得長史自步七元星圖長史去後因逐東陽義熙十三年與東陽太守任城魏欣之兒子二人共合丹丹成三人前後服服皆有神異託迹暫死化遁而去雷有孫名厶號爲長樂令居永康横江橋北

山道士樊仙亦頗就得所寫經書但步圖猶在其
處今所服用即是其本自此前凡諸經書在處者
其篇數並別有目録若止零牒一兩篇者今復顯
題卷目如後
楊書靈寶五符一卷本在句容葛粲間泰始公年
葛以示陸先生陸既敷述真文赤書人鳥五符等
教授施行已廣不欲復顯出奇跡因以絹物與葛
請取甚加隱閉顧公聞而苦求一看遂不令見唯
以傳東陽孫遊嶽及女弟子梅令文陸亡亦隨還
廬山徐叔標後將出徐亡乃在陸瓌文間已還封昭臺

楊書王君傳一卷本在句容葛永真間中又在王文清家後屬茅山道士葛景仙已還封昭臺也

掾書飛步經一卷本在句容嚴虬家大明七年飢荒少粮其里王文清以錢食與嚴求得之因在王家已還封昭臺也

掾書西嶽公禁山符楊書中黃制虎豹符凡二短卷本上虞吳曇拔所得許丞一紙戲雜道書吳以此二卷與褚先生伯玉伯玉居南霍遊行諸山恒帶自隨褚亡留在弟子朱僧標間後褚第五弟之孫名仲儼又就朱取之已還封昭臺吳曇拔者上虞並藥人頗有才致初為道士猶丞以鄱勵求皆三君小小要用緘訣必兮

之並後事侯　出家悉分散乞人郗黃後又羅侯還俗遂留昌爾終　宋末流並未測所在

掾書太素五神二十四神并廻元隱道經一卷及八素陰陽歌一卷並東陽章靈民先出都遇得之章于時未識真書唯言是道家常經而已歸東陽以示顧顧不即向道仍留之分廻元爲二卷章後既知方就求得今在章間其二景歌一卷章已與孫公已還封昭臺章云于刑又有曲素金真金華等數卷魚爛穿壞既未悟其旨千不知揄六推寫取文字而已至本悉埋藏之也掾書所佩列紀黃素書一短卷本許丞以與弟子蘇道會道會以授上虞何法仁法仁以傳朱僧標僧標以奉鍾法師樓居士見而求取今猶應在樓

間
掾抄魏傳中黄庭經并復真授數紙先在剡山王
惠朗間王亡後今應是其女弟子及同學章靈民
處
永興有一姓解家者昔亦經供養許朗又得小小
雜書後菁山女道士樊妙羅因緣得其楊書鄮宫
事一卷樊亡在其女弟子沈偶間沈又以與四明
山孔總已還封昭臺解家所餘今絶蹤迹又聞山陰及錢
塘數家皆有古經恐脱雜真書從來遂未獲尋檢
想好學挺分之子可殷勤求之脱有所得見使一

者則瓊礫辨矣（又楊夫人小息遂与會稽時揩夫人中箱法衣並有手書日隨供養後 山陰千禽尚在某獲承之）

真冑世譜（世譜是今日述 最可稱真冑）

謹按許長史六世祖名光字少張即司徒許敬之第五子也靈帝時凡訓及訓子相並黨附閹人貴盛光懼患及以中平二年乙丑歲來渡江居丹陽之句容縣都鄉吉楊里後值吳初仕爲光祿勳今許光祿墓是也則肇時猶居汝南平輿（顧云句容子阿翼矣）真誥云長史七世祖肇字子誨有振惠之功今檢譜七世祖名潡字鴻卿後漢安帝時爲光祿順帝永建元年拜司徒名字與真誥不同未詳所以奸

異安帝永初二年三年大飢斗米二千文人相食

若所救活四百八人必應在此時也應邵漢官儀

載崔瑗表云許敬年且百歲猶居相位如此非唯

陰德遠流後胤交自楊功著世所以年永身安位

至台鼎子訓孫相並爲三公光來過江并世丕承

遂至神仙蜀司徒許靖字文休是長史六世族祖漢徵士許邵字子將是五世族祖吳丞
相許晏字孝然四世族祖並同承十一世祖光武時許交州後交州子名聖卿

許姓本出炎帝射姜氏至周武王封許叔於許今豫州許昌也至周敬王
十五年与鄭所滅徙居山陽昌邑因国爲姓至六交州乃移於汝南平与也

敬父名旉公府掾

敬第五子名光字少張尚書郎鉅鹿太守少府卿

過江值吳初爲光祿勳妻戴氏同葬今句容吳城里墓爲㓜造之始縣
人傳呼云許光祿墓大墳碑題並甲向

光第二子名闡字季優有才學吳尚書郎長水校尉妻戴氏同葬墓次

闡第三子名休字文烈優遊道素高尚其氣州辟別駕不就前妻晉陵華氏後妻同郡葛氏侍中葛桓女同葬墓次

休長子名尚字元甫有才學令問吳鳳凰二年爲中書郎年五十七妻同郡尚氏即荊州刺史尚保女同葬墓次

尚第二子名副字仲先應生即長史之父也淳和美懿州郡所稱爲晉元帝安東參軍又征北參軍帶下邳太守後爲寧朔將軍與孔坦討沈充封西城縣侯出爲剡令有風化與謝奕兄弟周旋值蘇

峻亂又攜親族往剡事平還拜奉車都尉年七十
七六前妻晉陵華氏名韡御史中丞華琦妹也後妻應氏名來子竟陵太守應泰嵩女同葬縣北大墓也
副有八男第一奮一名守字孝方庶生有文武才
望出繼叔父朝爲何次道參軍後爲所後弟夷吾
所讃康帝誅之年三十六妻王氏與奮同葬縣北大墓有曾孫脩會之位至二府
第二炤字行明正生承嫡襲封通濟有當世局度
亦爲何次道參軍南臺侍御史淮陵太守年七十
一亡妻游氏別葬縣東合留村
第三羣字太和正生明爽有才幹爲虞譚參軍年
四十四亡妻[illegible]陽[illegible]氏同葬縣北大墓

第四邁即先生也

第五公即長史也並同正生別記在後

第六茂玄庶生早亡母姓陳也

第七礭字義玄小名嗣伯庶生母姓朱也出後伯父捷梗槩有太度好學出為桓溫揚州從事謝安衛軍參軍隨謝玄討符堅有功封都鄉侯尚書倉部駕部郎正員郎通直常侍後患風不能言隆安二年亡年七十妻宣城紀氏同葬縣北大墓

第八靈寶庶生早亡母亦姓陳副有四女長女名姜正生早亡第二女名娥皇正生出適同郡建康令黃沸第三女名修容庶生母姓孫出適安國令晉陵弘升第四女名暉容與礭同生出適同郡紀詮也

副弟名朝字楊先勇猛以氣俠聞歷爲襄陽新野南陽潯陽太守後與甘草謀討正敦事覺卓死朝自裁年五十三还墊縣北大墓妻葛洪弟女抱朴姊也初養良奮後自養異晉高子並入亡無後先生名邁字叔玄小名暎清虚懷道遐棲世外故自改名遠遊與王右軍父子同旋子猷乃修在三之敬按手書授六甲陰陽符云永昌元年年二十三歲則是永康元年庚申歲生也而譜云永和四年秋絶迹於臨安西山年四十八此則永寧元年辛酉生爲少一年今以自記爲正絶跡時年四十九矣娶吳郡孫宏字彦達女即驃騎秀之孫既雖

好無子歸宗先生得道事迹在第二卷中定録所
喻被試事已具載焉
長史名謐字思玄一名穆正生少知名儒雅清素
博學有才章簡文皇帝久歃俗表之頤與時賢多
所儔結少仕郡主簿功曹吏王導蔡謨臨川辟從
事不赴選補太學博士出爲餘姚令入爲尚書郎
郡中正護軍長史給事中散騎常侍雖外混俗務
而内修眞學密授微記遵行上道挺分所得乃爲
上淸眞人爵登侯伯位編卿司治仙佐治助聖牧
民按泰和二年丁卯歲司命所告云丙子年當法

時年七十二此則永興二年乙丑生太元元年去也而譜云孝武寧康元年去世年七十一此為泰安二年癸亥生為多二年今以真為正顧云寧康元年十二又非也

妻同郡陶威女名科斗興寧中亡即入易遷宫受學同楊許寫三君舊經長史三男一女長男名甽小名揆庶生

郡公曹妻劉氏少子名鳳遊郡主簿鳳遊子道伏字明之明之少子靜泰字元實為海平縣令久居

會稽禹井山頗遵承家法傳受經書皆摹寫而已靜泰妻同郡葛氏唯有一子名靈真戊午生今猶

在會稽亦敦尚道業善能符書自長史後唯有此

六世孫一人而已

中男名聯字元暉小名虎牙正生敦厚信向郡主簿功曹謝安為護軍又引為功曹除永康令衛尉丞晉康太守不之官又為輔国司馬安帝元興三年於家去世年六十八則成帝咸康三年丁酉歳生也（頤云咸和三年生亦大謬）妻晉陵華琦孫名子容（同葬江乘界新安里中）子赤孫字玄真篤實和隱郡主簿功曹年七十四亡有四子及孫並早亡今無後也小男名翽字道翔小名玉斧正生幼有珪璋摽挺長史器異之郡舉上計掾主簿並不赴清秀瑩潔糠粃塵務居雷平山

下修業勤精恒頤早遊洞室不歆久停人世遂詣北洞告終即居方隅山洞方源館中常去來四平方臺故真誥云幽人在世時心常樂居焉又楊君與長史書云云不審方隅山中幽人為已設坐於易遷戶中未亡後十六年當度往東華受書為上清仙公上相帝晨譜云年三十而不記去歲按二録泰和二年丁卯時年二十七則是咸寧七年辛卯生也頤云咸和六年生又云司徒辟掾皆為非宝 自泰和三年已後無復蹤迹依譜年三十即是庚午年去世又真誥云從張鎮南之夜解而未審張辟之法着何傳云掾乃在北洞北 妻建康令黄演女即石壇上燒香禮拜因伏而不起明旦視形如生其壇今猶存厝然則是故求隱化尸絕世壓世事別在第二卷中

姑娥皇之子名敬儀生黄民乃遣還家後嗣絶又

出適宛陵令戴耆之

長史一女名素薰庶生出適越騎校尉晉陵華琰

子名廣

掾子黄民字玄文升平五年辛酉生時掾年二十

一仕郡主簿察孝廉司農丞南蠻叅軍臨沮令宋

元嘉六年七年六十九妻西陽令葛萬安女萬安是抱朴子第二兄孫也

黄民長子榮第一名預之宋元嘉十二年亡不知

年幾有女名道育隆安元年丁酉生宋孝建元元

年甲午歲於剡任埭山亡（世謂之許大娘，即尸石壙，不殯，常有芳香之氣）

黄民小子名慶，宋泰始五年己酉歲亦於剡任埭山亡，不知年幾。有女名神兒，一名瓊輝，元嘉六年己巳生，齊永明四年丙寅歲亡（世謂許小娘東閣，道上多有識者）

右所承長史後如此，今唯有掾玄孫靈真而已

楊君名羲，咸帝咸和五年庚寅歲九月生，本似是吴人，来居句容。真降時，猶有母及弟。君為人潔白，美姿容，善言咲，工書畫，少好學，讀書該涉經史，性淵懿沉厚。幼有通靈之鑒，與先生長史年並懸殊而早結神明之交長史薦之相王用爲公府舍人自隨簡文登極後不復見有迹出【頋云是文師或云傅十初乃小簡文十歲皆非實也】按真誥云應以太元十一年丙戌去又云若不柰風火可修劒解之道作告終之術如此恐以早逝不必丙戌也得真職任略如九華所言當輔佐東華爲司命之任董司吳越神靈人鬼一皆關攝之楊先以永和五年己酉歲受中黄制虎豹符六年庚戌又就魏夫人長子劉璞受靈寶五符時年二十一興寧三年乙丑歲衆真降授年三十六真降之所無正定處或在京都或在家舍或在山館山

館猶是雷平山許長史廨楊恒數来就掾非自山居也

右楊君事大略如此須傳出更記

按真誥中有云鳳巢高木素衣衫然者配況長史名也曾參出田云云者爲合長史字也許仙侯許卿者得真位也給事常侍者在世官也

有云許朝者即長史叔南陽也

有云寅獸白齒者是虎牙也亦直云寅獸者亦云寅客亦云許虎許牙也許主簿者牙位也華薪婦者牙妻也似云名厚即所謂許厚

華侯華書吏者牙婦弟也
有云瓊刃者譬訓掾小名也即青録所載若鋒者
矣企望人飛云云者即离合掾官名也
有云許花子似是揆小名也
有云易遷夫人及斗者即掾毋陶科斗也
有云勿憂嗣伯之謜者即長史弟小名也
有云来人雖善於爾者即長史後毋也
有云當恭謹若何者即長史父妾也
有云黄娥者即長史娥掾婦毋也出適黄家故曰
黄娥本名娥皇

有云演小子耳者卽娥皇壻黄演也
有云赤孫着卽虎牙兒也
登升者三人先生長史掾也
度世者五人虎牙黄民榮弟大娘小娘尋虎牙云遂得不死過度壬辰必是度世之限其餘無迹顯出黄民傳奉經業道育亡有異徵恐或預例其二人亦可更在後世子孫若必以七世為限則靈眞之子寔鍾斯慶
長史婦陶威女雖入易遷恐此自承陶家福耳不
必關許氏五人之數也
有云李東者許家常所使祭酒先生亦師之家在
曲阿東受天師吉陽治左領神祭酒
華僑者晉陵冠族世事俗禱　初頗通神鬼常夢

共同寢處每爾輒靜寐不覺醒則酔吐狼藉俗神怖使其舉才用人前後十數若有稽違便坐之為譴僑忿恚遂入道於鬼事得息漸漸仙真來遊始亦止是夢積年乃夜半形見裴清靈周紫陽至皆使通傳音意於長史而僑性輕躁多漏說冥旨被責仍以楊君代之僑後為江城縣令家因居焉今江乘諸華皆其苗裔也華與許世有婚親故長史書與裴君殷勤相請也若如前篇中有保命所告則僑被罪也今世中周紫陽傳即是僑所造故與真誥為掲違也

真誥翼真檢第七篇卷之第十

五真人告

勑朕存嬰霄府盻景龍臺瞻三秀之神鄉企九華之妙誨欽厥列僊之躅昭兹闡化之功東華上佐司命楊真人積學洞微研心合漠得中黄之隱訣受南真之祕傳董司吳越之壃闢總神靈之要方詡揚於至道宜褒極於隆名庶期沖監之臨永修蕃祺之錫可特封洞靈顯化真人

勑三氣隱靈固匪名言之測萬神凝化莫容擬議之求凡褒序於上真實恢彰於至道玉臺侍郎郭真人功參十極位列九宫含景玉璫已飛行於太

極扶華晨蓋爰總侍於
虛皇方丕闡於元綱宜郅隆於顯號尚期沖格永
佑昌圖可特封太微葆光真人
勑朕降總真之玉境陟燿景之龍臺爰板曆於元
爲以濟生於下土凡著功於道品咸進位於仙宗
上清真人許長史清索外融神明内得靈音斐暢
密參羣聖之游歘駕超遥高佐上清之理方流羅
于大梵宜崇配于德名庶昭丕佑之臨益廣無爲
之化可特封太元廣德真人
勑紫微涵元雖須濛於一氣丹臺列籍實綜第於

高奕凡褒位於仙宗盖恢功於道甫東華侍帝晨
上清仙公許真人研三神以觀妙凝九緯以挺生
此洞告終自適幽人之介東華躡景獨超上相之
游雖高謝於世名共敢忘於仁蔭尚期沖佑益闡
元綱可特封混化元一真人
勅朕胥琅霄之景命握龍漢之實符盖將敷暢靈
音恢隆道化闡微言於至教爲休命于列真蓬萊
都水監陶隱居振迹榮羅濯精華闕神交無累迹
雖相於山中誠感夙通賦巴僊於海上頤德名之
莫擬豈料蔭之敢忘尚都顯號之榮永介涵生之

祉可特封宗元翊教真人

宣和六年八月三日

太傅楚國公臣黼　宣

右弼　闕

中書侍郎臣張邦昌　奉

中書舍人臣張忞　行

奉

勑如右牒到奉行

宣和六年八月三日

茅山乞封五真人誥劄子

臣輙瀝愚懇仰瀆

宸嚴退省妄庸甘俟

朝典臣竊以自古得道昇真之士先後相承為時宗師皆以扶世立教為已任自三茅真君得道飛昇之後繼有楊郭二許衆真並於句曲精修上道天真降顧親受祕語上清經教漸降人間逮梁宋之際真風洪汩聖道不絕如帶惟陶隱居力扶宗

教以微言奥旨發明道要為天下後世之幸然而
三茅兄弟頃蒙
朝廷褒崇册封聖位其餘衆真未聞有以旌異臣
愚欲望
聖慈特以楊郭許陶衆真並依三茅真君例就令
仙職加崇美號除別具諸位仙品奏
聞外如蒙
俞允乞降
睿旨下有司施行干冒
天威取

治平

七月　日碧落郎凝神殿校籍同知右街道録院事管轄江寧府茅山玉晨觀臣于安行劄子

虚妙大師同知茅山玉晨觀事臣任宗成

南昌郎差知茅山玉晨觀事臣茆思恭書

臣恭聞
東華上佐司命楊真人早悟玄奥
與羣真游
幹化
神霄
參功
妙造
政和間封
洞靈顯化真人其詞曰
積學洞微

研心合漠
得中黄之隱訣
受南真之祕傳
董司吳越之疆
闡總神靈之要
道高功盛
流慶無窮恭惟
皇后殿下毓瑞
淵宗
分暉

真派
清净超乎黄老
音徽邁乎姜任
勤翊
帝圖
仁浹環宇
永儷
皇極與
宋萬萬年惟是
真人言行風猷垂子梁弘景所著真誥乃今茅山

蓋弘景嘗廬焉而真誥一十有未嘗傳詞非闕歟臣
思欲推
鴻源廣
英訓爰訪
神京舊本載加精摹命道士臣包守明鋟于曲林
館誠足以表暢
清風傳之罔極惟是句西之地萬山潛靈琳庭耽
耽專典
祕祝每逢
聖誕祓奉

[illegible]香
[illegible]降白金用作
光龍山中芴佩步月芝壇歲歲同聲頑瑤汁
者塗山之盛足以筆輿沙麓之祥足以閉
坤德
鍾乎
九華未有大書特書闡于
聖代臣不避敢嚴記述以告後世
嘉定癸未
太一宮高士玉京外臣小兆易如剛拜手謹書

嘉靖元年孟秋吉旦蒼梧存誠子韋興書

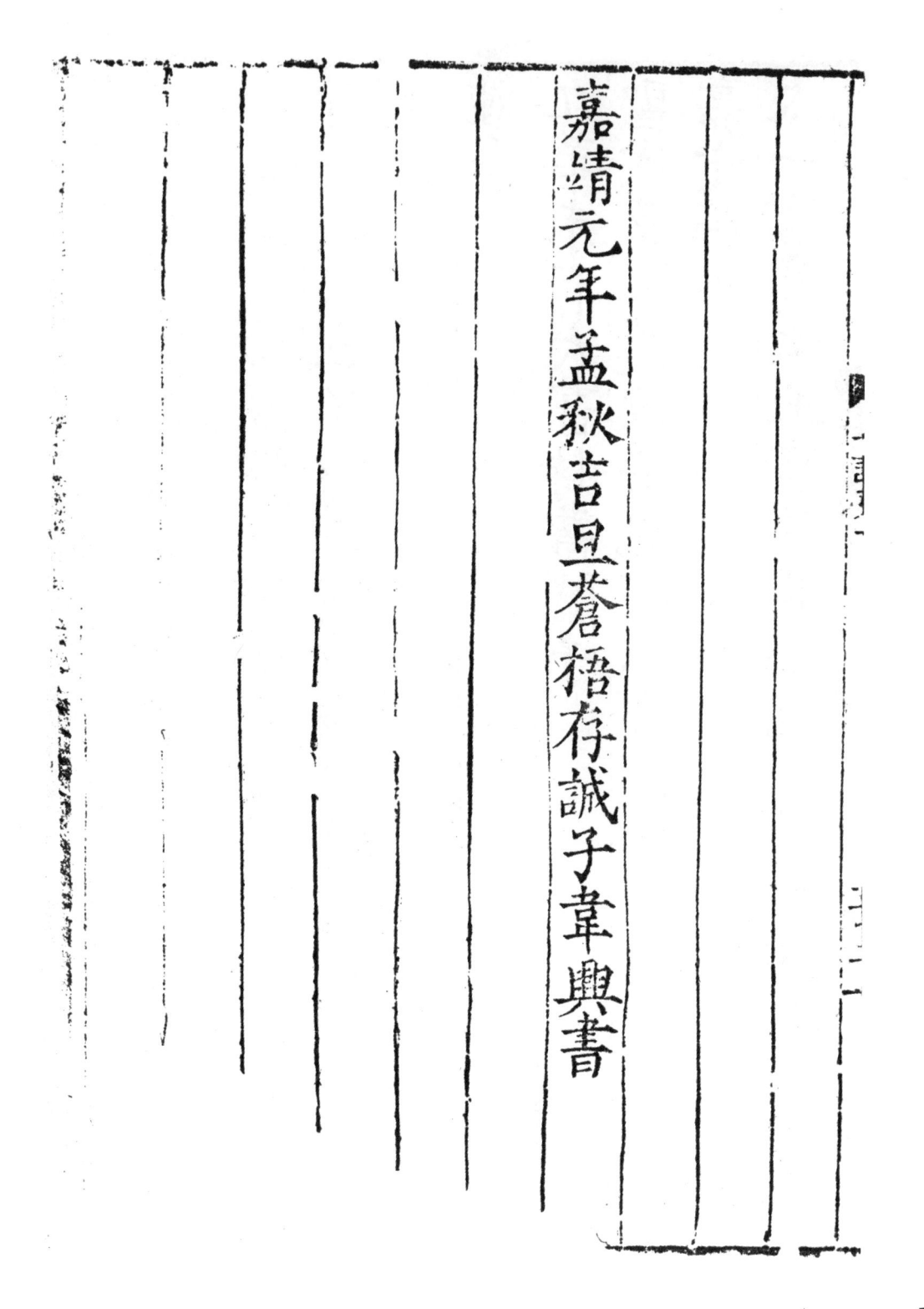